■泌尿生殖健康科普系列

大话泌外 一

名誉主编　王新生
主　　编　牛海涛
　　　　　孙立江

U0218775

中国协和医科大学出版社

图书在版编目（CIP）数据

大话泌外（一）/ 牛海涛，孙立江主编 .—北京：中国协和医科大学出版社，2019.9

ISBN 978-7-5679-1336-3

Ⅰ . ①大… Ⅱ . ①牛… ②孙… Ⅲ . ①外科 – 疾病 – 诊疗 – 普及读物 Ⅳ . ① R6–49

中国版本图书馆 CIP 数据核字 (2019) 第 148421 号

大话泌外（一）

主　　编：牛海涛　孙立江
责 任 编 辑：杨小杰　孙阳鹏

出 版 发 行：**中国协和医科大学出版社**
　　　　　　（北京东单三条九号　邮编 100730　电话 65260431）
网　　址：www.pumcp.com
经　　销：新华书店总店北京发行所
印　　刷：中煤（北京）印务有限公司

开　　本：710×1000　1/16
印　　张：13.75
字　　数：150 千字
版　　次：2019 年 9 月第 1 版
印　　次：2019 年 9 月第 1 次印刷
定　　价：77.00 元

ISBN 978-7-5679-1336-3

牛海涛　**主任医师，教授，博士研究生导师**

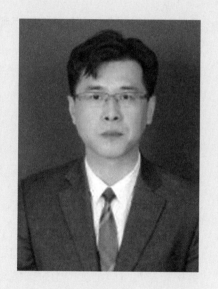

山东省泰山学者青年专家，青岛大学附属医院泌尿外科学科带头人。兼任中华医学会泌尿外科分会青年委员，《精准医学杂志》常务编委，《泌尿外科杂志》编委。

2007 年毕业于天津医科大学，获泌尿外科学博士学位，2012 年作为访问学者赴美国 MD Anderson 癌症中心学习达芬奇机器人手术及泌尿系统肿瘤的精准治疗。为国内较早开展泌尿外科达芬奇机器人微创手术的医师，擅长泌尿系统各类疾病的微创治疗。

孙立江　医学博士，主任医师，教授，博士研究生导师

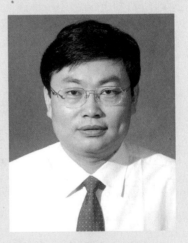

现任青岛大学附属医院大外科副主任，兼任中华医学会泌尿外科学分会机器人学组委员、中华医学会泌尿外科学分会女性泌外学组委员、中国医师协会内镜医师分会委员、中国抗癌协会泌尿男生殖系肿瘤分会委员、山东省泌尿外科学会副主任委员兼肿瘤学组组长、山东省医师协会泌尿外科分会副主任委员兼结石学组组长、山东省抗癌协会理事、山东省抗癌协会泌尿男生殖系肿瘤委员会副主任委员、青岛市抗癌协会泌尿生殖肿瘤分会主任委员、卫生部泌尿外科专科医师准入专家委员会山东省专家组成员。《现代泌尿外科学杂志》《精准医学杂志》等杂志编委。

擅长泌尿系统疾病的微创系统治疗，特别是达芬奇机器人辅助腔镜手术、复杂腹腔镜手术，在前列腺疾病及泌尿系结石等微创治疗方面积累了丰富的临床经验。获国家自然科学基金 1 项、省部级科学基金 2 项、省部级科技进步二等奖 1 项，在研课题 5 项。发表论文 60 余篇，主编著作 1 部，参编著作 5 部。

编者名单

名誉主编　王新生

主　　编　牛海涛　孙立江

执行主编　骆　磊　李　斌　贾月峰　杨学成　王永华
　　　　　曹延炜

副主编　焦　伟　杨　彬　张铭鑫　李彦珺　成佳颖

编　者　陈　锋　崔嘉晗　范中元　刘大千　刘存祥
　　　　　刘晓蓓　刘晓阳　成佳颖　马国峰　孙宁川
　　　　　吴　晖　余永波

秘　　书　杨紫怡

序 1

当今世界，时代进步日新月异，科学发展似一日千里。同样，医学科技的变化也是日新月异、缤彩纷呈。传统外科的开放手术一把刀已经逐步让位于微创外科的各种内腔镜手术，而近年的精准外科则又直接针对疾病进行各种精准靶向治疗，进而补充了外科技术的短板。

科技进步引发了知识大爆炸，带来了经济大发展、生活大改善、寿命大延长。面对这一形势，首先应该加强科学知识的吐故纳新，及时纠正传统意识中落后的、谬误的、有害的习惯性认识；其次应该提高自我保健意识，防病于未然，快乐健康地享受改革开放带来的幸福生活。

在人类与疾病的斗争中，有两大忌讳。一是无知，无知则无畏，盲目自信，固执己见，往往丧失早期治疗的良机；二是偏知，偏知而恐惧，讳疾忌医，畏病如虎，往往延误合理治疗的时机。因此，只有了解人体自身，同时了解疾病规律，才能自我保健、祛病防病，知己知彼、百战百胜。

近日喜读《大话泌外》一书，倍感欣慰。牛海涛教授团队不但勤于科研、精于临床，而且热心公益、弘扬科普。他们效仿电影"大话西游"，采用夸张的故事形式、拟人的比喻手法，将复杂多变、枯燥无味的泌尿外科疾病诊治过程改编为一个个生动活泼的小故事，深入浅出，娓娓道来。书中讲述了人类与自身疾病战斗的故事，讲述了疾病的起因、发展和转归，讲述了如何战胜疾病的获胜之术。

《大话泌外》图文并茂，文字流畅；寓科学常识于日常生活之中，貌似浅显，实则真实生动、道理深刻，不愧为一本寓教于乐、实用性强的科普佳作，故此把它推荐给广大读者。

中华医学会泌尿外科分会原副主任委员
天津医科大学第二医院泌尿外科 教授　　　孙　光

二〇一九年八月

序 2

　　"大话泌外"用"大话"的形式，宣传、传播专业科普知识，是一种大胆的尝试。青岛大学附属医院泌尿外科推出的"大话泌外"系列颇有特色，它内容丰富，包括特色科普、医海集粹及就诊指南等方面，尤其是特色科普部分涵盖了泌尿外科肿瘤、结石、前列腺疾病、泌尿系统先天性畸形及泌尿生理等方面的科普和健康医学知识。

　　"大话泌外"用通俗易懂的文字、幽默诙谐的语言、引人入胜的故事情节，吸引和引导读者逐步了解、学习和认识泌尿外科相关的医学知识。其中，"害羞的膀胱""蛋蛋，你胖不起！""老高故事系列""缩阳入腹""西门庆在当代""石劫——一颗结石的成长故事"等文，寓趣味性、知识性于一体，读起来有滋有味。

　　"大话泌外"利用当前社会流行的微信平台，为普通患者和老百姓与医师之间搭建了一个新的沟通和交流的渠道。它雅俗共赏，老少兼宜，不仅适合于患者，也是普通医师难得的参考读物。

　　"大话泌外"内容仍在不断补充、完善和提高之中。它值得大力推荐、传播和普及。

青岛大学附属医院泌尿外科教授　董胜国

二〇一九年八月

前 言

新时代，健康已成为促进人全面发展的必然要求，也是美好生活的共同追求。没有全民健康，就没有全面小康。因此，了解疾病、认识疾病，熟知疾病症状、机制、用药，已成为预防疾病、减少病患，提升生活质量和幸福感的重要途径。

为提升全民健康素养，创新医学科普读物的形式和内涵，我们汇聚临床一线各领域经验丰富、学术精深的专家学者，秉承"贴近实际、贴近生活、贴近群众"的理念，在紧张工作之余，编纂了大话医学系列丛书。本系列丛书是医学科普读物的一次大胆尝试和探索，在国内医学界尚属首创。该丛书实现了科学知识贯穿始终、理论知识深入浅出，让专业人士认同、让普通读者接受。

《大话泌外》作为大话医学丛书系列的先河之作，致力于追踪泌尿生殖疾病诊疗前沿及相关知识的科普宣传、健康知识讲座等，让我们近距离了解泌外，助力健康。本书集泌尿学科巨著之博大精深，去其引经据典的长篇大论，拨冗从简，内容精炼、实用性强。通过系统介绍泌尿外科常见症病因、临床表现、体征、诊断要点、鉴别诊断和治疗方法，力图让读者充分认识到泌尿生殖系统疾病的多样性、复杂性，做到早预防、早医治。

本书对泌尿外科肿瘤、结石、前列腺增生及尿控、先天畸形等疾病进行了系统阐述，同时汇集泌尿外科指南共识、经典病例、临床综述等内容，并对患者的就诊治疗具有很强的指导作用。本书在撰写文字的同时，附有大量细致精美的插图，力求做到图文并茂。

　　同时，本书主编牛海涛教授所在青岛大学附属医院泌尿外科，为山东省临床重点学科、"泰山学者"特聘教授岗位，复杂泌尿系统肿瘤的微创治疗、达芬奇机器人技术位于国内先进水平，为本书的编写打下了扎实基础。

　　《大话泌外》倾注了编者团队的大量心血，力图做到简洁明了、生动、活泼，但因水平有限，在编写过程中难免会有不足之处，恳请广大读者批评指正。同时，我们衷心期待大话医学丛书其他系列早日付梓刊发。

青岛大学医学部党工委书记、部长

青岛大学附属医院党委书记　　　王新生

二〇一九年八月

目录

概 论 篇

1 舌尖上的泌尿外科

吴　晖

今日，笔者下班之后，腹中正饥肠辘辘，路过一菜煎饼摊，不禁食欲大动。身为吃货一枚，遥望散发着香气的菜煎饼，怎能忍受？但由于重任在身，所以还没来得及闻一闻手上的煎饼味儿，就拎着飞奔回宿舍。

因为今天，我要给大家写一份泌尿系统的食谱。但请不要误会，我们并不是在做美食节目。废话不多说，上菜！

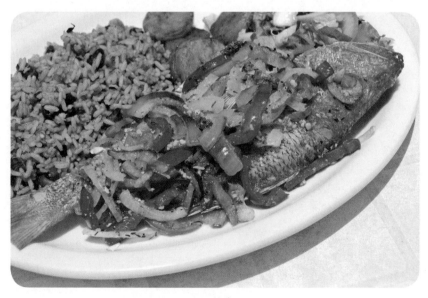

美食

◎肾——爆炒腰花

相信很多人都知道爆炒腰花的做法。它以其鲜嫩而温润的口感，征服了人们的味蕾，常常作为一道美食，搬上餐桌。所谓"猪腰子"实际上就是猪的肾。

"猪腰子"和"人腰子"的结构总体差异不大，我们可以通过温习人的肾的解剖结构，以求下次在做这道菜的时候更加得心应手。

肾是成对的器官，位于人体的腹膜后，为暗红色的实质性器官（下图）。它表面光滑，在结构上可被分为肾实质和肾盂两部分。前者包括肾皮质（红褐色，由肾小球和肾小管组成）和肾髓质（淡红色，由10余个肾锥体构成）；肾锥体的尖端称为肾乳头，朝向肾小盏，相邻的2或3个肾小盏合成一个肾大盏，而肾大盏则汇合成为肾盂。

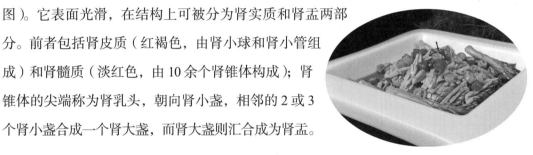

爆炒腰花

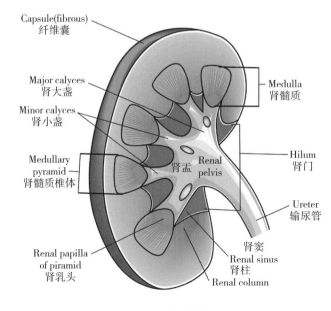

肾脏剖面

◎输尿管——炒海肠子

海肠子是软体动物，它身体呈半透明状，颇像一截肠头，由此得名。它味道鲜美、营养价值高，素有"七个海肠子胜过一个鸡蛋"的美誉。看着这一根一根的海肠子，笔者在流口水之余，不禁想起了输尿管。

输尿管全长 25～35cm，管径 0.5～0.7cm，是一条细长的扁圆柱状管道。它上接肾盂，下接膀胱，是运输尿液的"通道"。输尿管有 3 个狭窄：第一个，位于肾盂和输尿管连接处；第二个，位于跨越髂动脉进入小骨盆处；第三个，位于输尿管和膀胱的连接处。这些位置都是结石的好发部位。

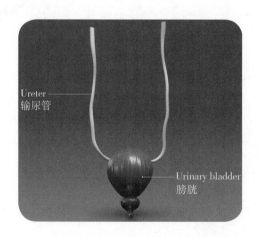

输尿管

◎膀胱——糖炒板栗

糖炒板栗是十分常见的路边小吃。每次路过街边的小店，诱人的板栗色泽和香味总是会让人忍不住买一袋。拿着一袋子板栗，在电影院里边剥边看电影，想想就美滋滋。

膀胱酷似空心的板栗，是贮存尿液的器官。与板栗的不同之处在于，膀胱壁布满褶皱且富有弹性，能够贮存超过 500ml 的尿液。正常膀胱在"满载"时，刺激膀胱壁，使尿液排出。当然也存在特殊的情况：其一是尿潴留，指膀胱充盈但不能排出尿液，又分急性和慢性，前者发病突然，胀痛难忍，后者常有排尿不尽的感觉；其二是尿频，指一个人每日的排尿次数超过 8 次。

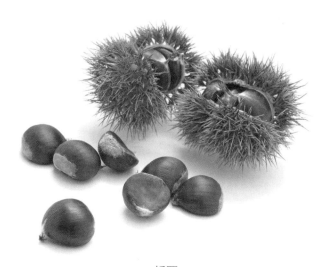

板栗

◎前列腺——奉化水蜜桃

吃腻了上面那几道菜，是不是该来点餐后水果了？奉化水蜜桃被誉为"中国之最"，它皮韧易剥，汁多水润，有润肺、祛痰的功效。

比照着咱们上面的前列腺图片，是不是觉得有点相似？前列腺与膀胱相贴近，处于膀胱的下方，中间有尿道通过。可以这样说，前列腺据守着尿道的上段，因此当前列腺有问题的时候，排尿必定会受到影响。老年男性常见的疾病前列腺增生就是由于前列腺组织的增生导致了排尿困难。

至此，上菜完毕，祝诸君今晚用餐愉快。

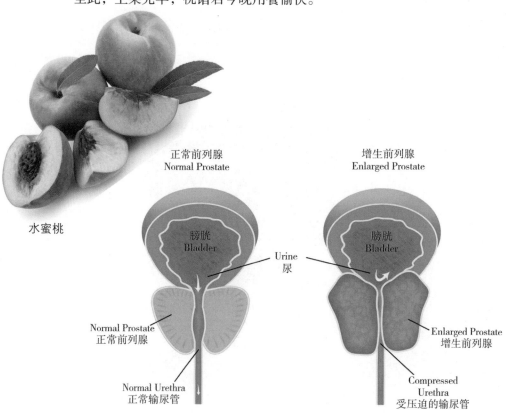

水蜜桃

前列腺增生

◎结语&祝福

今天我们的泌尿小课堂已经结束，但在课后，我还有一点话想说：最近笔者发现科里的不少老师和护士姐姐都不幸患上了感冒，包括我自己也深受其害。提醒大家勤洗手，勤通风，多喝水。以下为洗手的六个步骤，大家再来温习一下：

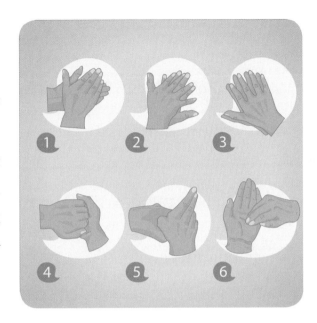

六步标准洗手法

2 泌尿器官的化身

余永波

人类文明发展至今，从原始社会到如今社会主义社会，都有着或清晰或模糊的社会分层。如同人类社会的发展，泌尿系统各器官也有着层次分明的社会位置：

上尿路器官，如同它们名字中"上"所包含的意思，它们处于上流社会，青梅竹马，成双成对，从小就不发愁寻找自己的另一半。

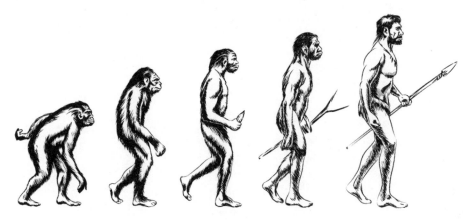

人类进化

008

◎最高层——肾脏

它们每天都在工作，它们有着伯乐的慧眼，有着沙里淘金的素质，不会放过任何闪光点，这对它们的工作要求很高，"五脏之一"岂能小视，所以它们工作压力也很大，但它们工作得有动力，正如俗话所说：男女搭配干活不累，右肾比左肾稍低，是个标准女神身高，与左肾天生一对，左肾是强壮的男神形象，左肾静脉可以接受精索静脉的正面撞击，是个十足的硬汉。它们彼此熟悉对方的工作，即使一方请假或罢工，另一方也可以加倍努力，丝毫不耽误工作。

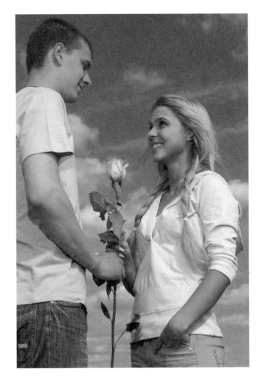

天生一对

◎中层——输尿管

它们有纤细窈窕的身姿，身材凹凸有致，天生的三处狭窄，为它们塑造了魔鬼身材。但它们引以为傲的地方，恰是致命之处。一旦结石经由此处，便会因狭窄而难以前进；但它们有着我们看不到的活力，本身可以蠕动，时常默默地载歌载舞，左、右输尿管相伴起舞，无忧无虑，好不自在。

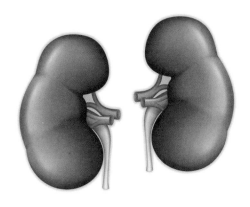

肾脏成双成对

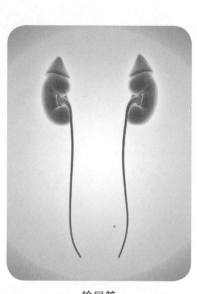

输尿管

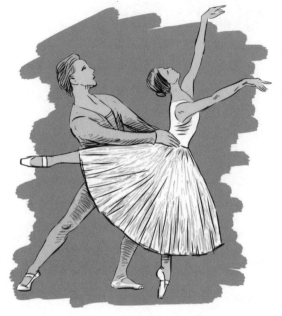

载歌载舞

下尿路器官，它们的生活远远没有上层器官幸福，好比下层社会的劳工。它们没有另一半的鼓励与支持，孤苦无依，只能默默无闻地工作，竭尽所能地干着上流社会剩下的活。

◎下层——膀胱

膀胱能屈能伸，有着良好的舒缩性，是个灵活的胖子。它有着肥胖的身躯，美其名曰"将军肚"，应了"宰相肚里能撑船"这句话，它的肚子可大了去了，发起狠来可以容纳 400～500ml，说海量

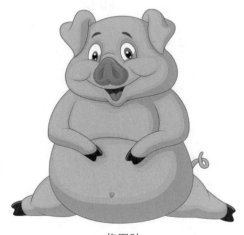

将军肚

也不为过。它有着著名的膀胱三角，膀胱三角刚正不阿，但在结石、肿瘤和细菌感染面前首当其冲。

◎最底层——尿道

尿道主要运输来自膀胱的货物，帮助膀胱减轻负担。男性尿道还做了一份"兼职"——运输精液，自然而然地加入"生殖系统"的帮派，认识一个叫前列腺的好友，前列腺也帮尿道设置"收费站"（前列腺增生），收取"过路费"养家糊口。虽然尿道的社会地位低，但它有着苦难也无法磨平的棱角，有著名的3个狭窄（尿道内口、膜部、尿道外口)，3个膨大（舟状窝、球部、前列腺部），2个弯曲（耻骨下弯、耻骨前弯）。可想而知，3个狭窄处成为尿道的短板、结石的最爱。

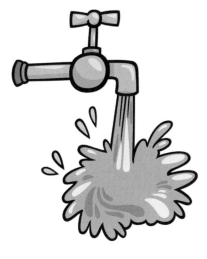

水龙头

泌尿系统说白了就是一个大型废品处理厂，它们在现实生活中都有着原型存在，在工作方面没有高低贵贱之分。它们都很重要，只是工作领域不同。

◎肾脏——初筛废品

不能让掉进废品中的"宝贝"随波逐流，最大限度地减少浪费并变废为宝。

◎ 输尿管——运输者

从肾脏排出来的大量废物必须运走，这就是它们的任务。它们如同跑长途运输的司机。

◎ 膀胱——中转站

废品处理站的工人每天不辞辛劳地将废品集中处理。如果没有它们，体内很快就会垃圾成山。

◎ 尿道——清洁工人

每天随时待命，有需则排，将运输一路的废品一股脑排出体外。

科普知识

泌尿系统是人体的安全排水系统。排水当然重要，但关键还在于安全。

人体摄入的水、自体化学反应产生的水主要通过泌尿系统的管道排出体外，这点主要靠肾小球完成。再有就是安全，安全体现在不丢失蛋白质、能量物质、微量元素、电解质，能保证机体内部的正常生命活动，这点主要靠肾小管完成。

体内产生水的过程是连续的，但人体排尿是间断的，这就得归功于膀胱能储尿。否则，人活着每时每刻都要排尿。

而剩下的两类管道，即输尿管和尿道就是将体内的尿液从肾脏引流到体外，起到连接和开关的作用，但前提是它们得畅通无阻并且能抗反流。

泌尿系统看似只是由简简单单的器官组成，但没有它们真的不行。

3 那些年我们一起尿过的尿

余永波

君不见黄河之水天上来，奔流到海不复回。

奶牛吃的是草，挤出来的是奶。

说到人，喝的是水，尿的是啥？

尿呗？还能是啥？

一般人看到的是尿，专业的人看到的是糖，是脓，是乳糜液，是抗结核药，甚至是空气……

正常人的尿一般呈现淡黄色，但是一些特殊时候，可以是你想象不到的颜色，尤其当人体泌尿器官或其他系统出现问题时，人的尿可能会出现红、黄、棕、绿、蓝、白、黑等色彩。

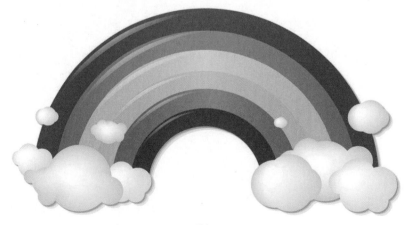

彩虹

红色——好一个热情奔放的色彩，血尿可以是红色，但红色尿不一定是血尿。

非血性尿：如服用酚酞片（导泻药）、利福平（抗结核药）、酚磺酞（试剂药）、四环素族（抗菌药）、嘌呤类（免疫抑制剂）等药物，它们本身或者代谢物为红色，随尿排出后可见红色尿。

血性尿：①药物：环磷酰胺（化疗药）、别嘌醇（治疗高尿酸血症）、肝素（抗凝药）、双香豆素（抗凝药）等药物所致泌尿系统血管破裂或凝血障碍，造成血尿。②疾病：泌尿道任何部位有损伤出血均可引起血尿，如急性肾炎、泌尿道结石、结核、肿瘤、泌尿系统的先天畸形或运动性血尿等。③外伤：当肌肉受到严重的挤压伤时，肌红蛋白进入血液，通过肾脏排出，尿液也可呈暗红色，称为"酱油色尿"。

黄色——最接近正常尿色的颜色，它与饮食、服药有关系。① 饮食：最常见的是大量进食胡萝卜时尿呈黄亮色；② 药物：服中药大黄，可使尿色深黄如浓茶样；③ 疾病：肝炎、溶血或胆道梗阻引起的黄疸可使尿色加深。

褐色——与黄色没有质的区别，只有量的分度，似酱油样的尿常是血管内溶血引起的血红蛋白尿，例如蚕豆病、血型不合的溶血性输血反应等。

蓝色——可见于霍乱、斑疹伤寒，以及原发性高血钙症、维生素D中毒者。但这种颜色的尿多与服药有关，多非疾病所致，如服用亚甲蓝、靛卡红、木馏油、水杨酸之后均可出现，停药即可消失。这种因服药而引起的蓝色尿属于正常现象，无需多虑。

绿色——生命色，一般也不用太担心，与蓝色没有本质的区分，如同黄色与褐色的关系，常常因为口服药物引起，比如口服复合维生素片。

白色——常见原因是丝虫病时引起的乳糜尿、严重泌尿道化脓感染引起的脓性尿。

黑色——可见于黑尿症（alcaptonuria），又称黑尿病，是人类的一种罕见常染色体隐性遗传代谢缺陷病，与酪氨酸和苯丙氨酸的代谢障碍有关，早期除了尿色发黑，多无表现，成年后会造成骨关节及脏器的损害。也常发生于急性血管内溶血的病人，如恶性疟疾病人。医学上称黑尿热，是恶性疟疾最严重的并发症之一。

气尿——没有见不到，只有想不到。当排尿时有气体和尿液一起排出时，称之为气尿。气尿出现时常提示有泌尿道—胃肠道瘘存在，或有泌尿道的产气菌存在。多见于憩室炎、乙状结肠癌、肠炎、克罗恩病或者医源性损伤。

世间之大，无奇不有。有时候不是我们没想过，而是没想到。

即使是不起眼的尿，也可以有层出不穷的花样，大千世界，任何现象都不可掉以轻心。或许作为读者的你对于这么多形形色色的尿色的意义感到头痛了，不要担心，不要强迫自己完全记住，只要尿出不同以往的尿，去医院的泌尿外科就可以啦！

别拿肾脏不当干部

余永波

心肝脾肺肾，即我们常说的五脏，如果在心中排一下位置，我们的肾脏算老几？

肾是干什么的？单纯的污水处理器吗？如果肾坏了，我们会怎么样？

相信你们心中的问题远非这些，今天就让我们来看看，你的双肾跟你请假说不干了，休息几天，那么接下来，你的身体会发生怎样的变化。

◎循环系统

肾不排水了，血管胀爆啦！血压如青云直上（继发性高血压），高到爆表！连心脏都憋坏啦（心力衰退）。肾不排毒了，肌酐、尿素氮堆积如山，良莠不齐，精糟难分（电解质紊乱），酸排不出去，酸中毒啦，心跳也脱轨啦（心律失常）。

◎呼吸系统

肾不排水了，血管里水好多啊，无法泄洪啦！肺都泡在水里了，无法跟气体接触，你就呼吸困难了，老是咳嗽，感觉憋气！

◎消化系统

尿素氮堆积，肠道细菌最喜欢啦，它们用尿素酶将之分解产氨玩儿。氨刺激胃肠道黏膜，胃肠就开始翻腾起来了，随后你会感到恶心，让你上吐下泻，甚至拉血。

◎神经系统

肌酐、尿素氮等废物，滥竽充数，随血入脑，干扰代谢，那就麻烦啦，意识障碍、谵妄、抽搐，甚至昏迷。

◎血液系统

肾脏还有个隐身技能，就是内分泌功能，产生促红细胞生成素，促进造血。肾脏请假以后，造血系统也大不如前了，贫血也会成为家常便饭。

这还只是小试牛刀，如果肾脏真是长期请假，难受的还不止这些，这里就不一一列举了。现在知道肾脏不可替代的可贵了吧，它算老几，您说了算！

扁鹊说肾脏

马国峰

春秋时期有一位名医，人称扁鹊。他医术高明，常周游列国，深入民间，为民治病，且药到病除、妙手回春，为人所称道，被尊称为活菩萨。

一天，扁鹊路遇一位老者，礼毕。他侍立于老者身旁细心观察其面容，发现此人眼睑水肿，脸色苍白，精神欠佳。遂道："我发现老者您的肾脏有疾。您应及时治疗，以防病情加重。（观汝颜色，似有不爽。痼之在肾，大意不得。倘若延误，必为大患）。"翁茫然曰："肾脏？何为肾脏？我身上可有？"

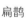

扁鹊

扁鹊听后一脸惊讶！然后对老者说道，肾脏是您体内的重要器官，为一对孪生兄弟，其形如扁豆，身披红褐色彩衣，两兄弟常年分居，一左一右藏于您背部脊柱两侧，左为兄，右为弟，兄个头稍大于弟，两兄弟由数以万计的肾单位构成，而肾单位由形似筛网的肾小球、肾小囊和肾小管三个部分组成。其主要任务是齐心协力生成尿液，通过筛网滤出有毒无用的物质，而留下对身体必不可少的成分，维持体内环境的稳定，还有促进红细胞生成之功能。

老者听后更是不解："何故仅看我面色就可以断定我病于肾脏？"扁鹊微微一笑说："您的眼睑水肿，晨起是否严重？"老者惊叹："神医。"此因您这两兄弟滤过功能降低，肾小管水钠重吸收增多，血浆胶体渗透压降低，从而导致血管与组织之间水失平衡，大量积存于组织内从而形成水肿；而你这脸色苍白，是因为你这肾脏功能减退，红细胞也生成不足，故而出现了贫血。

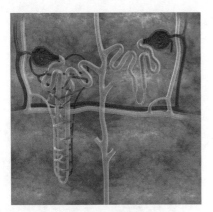

肾小管重吸收

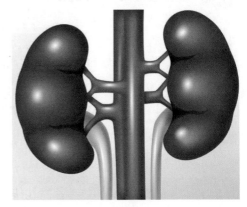

肾脏

老者终于相信了扁鹊的话，在扁鹊的悉心治疗下逐渐恢复了健康。

肾脏的功能包括：①生成尿液、排泄代谢产物；②维持体液平衡及体内酸碱平衡；③分泌肾素、前列腺素、激肽；通过肾素－血管紧张素－醛固酮系统，和激肽－缓激肽－前列腺素系统来调节血压；④促红细胞生成素，刺激骨髓造血；⑤活性维生素 D_3 ，调节钙磷代谢；⑥许多内分泌激素降解场所，如甲状旁腺素、降钙素等。

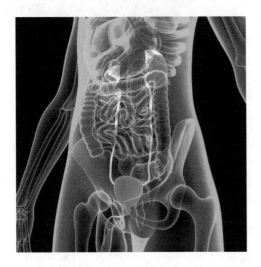

正常肾脏信息图

保护肾脏的方法：①适量饮水；②适量胆固醇摄入；③避免蛋白高负荷；④避免过量药物摄入；⑤维持血压平稳。

肾若安好，便是晴天

马国峰　刘晓蓓

邂逅一个人，只需片刻；爱上一个人，往往会是一生！而这一刻和一生都需要你有一颗强大的肾。

要肾有何用？

古人称"肾乃命门"，"肾"与人能否长寿息息相关。古代的大医们早就意识到肾的重要性，他们认为养生就要先养肾，肾好，人体的疾病才会好得快。

现代医学认为，肾为人体重要的排泄器官，其能调节人体内水、酸碱平衡、电解质浓度，还具有内分泌功能。

以上都是从医生的角度来说明肾的作用，对于普通老百姓可能难于理解，那么今天就用通俗的语言来告诉你们怎样判断肾好不好？肾有没有病变？

当出现以下 5 点时，你就必须引起重视：

尿液颜色

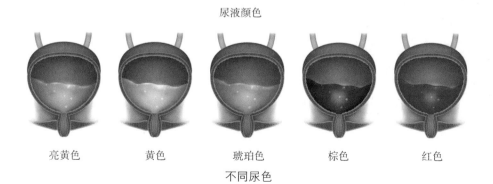

| 亮黄色 | 黄色 | 琥珀色 | 棕色 | 红色 |

不同尿色

◎血尿

　　血尿，相信大家都不陌生吧。通俗地说，血尿就是你的尿中含有血液（红细胞）。它分为两种，一是肉眼血尿。这种血尿在我们小便时用自己的眼睛可以看到的。二是镜下血尿。我们的双眼是观察不到它的，只有在医院做尿检时才会被发现。注意当你的尿中出现红色时，一定要引起重视！它可能是你患有恶性肿瘤的一个危险信号（特别是对中老年人）！

◎泡沫尿

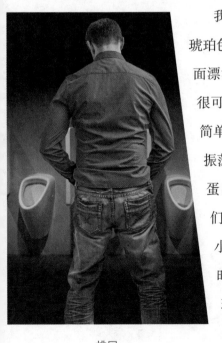

排尿

　　我们肯定都观察过自己正常的尿液，它通常是透明、琥珀色的液体，一般没有气泡。如果你观察到你的尿液表面漂浮着一层细小的泡沫，且数分钟后也不会消失，则很可能是蛋白尿。这时候你可以自己鉴别一下，方法很简单，找一个透明的管子，装一些你的尿液，用手来回振荡，如尿液表面出现细小而久不消散的泡沫，为可疑蛋白尿。那么问题就来了！为什么会出现蛋白尿？我们的肾脏就好像是一个筛子，上面有一些小孔，这些小孔原本是可以阻止蛋白质滤过的，当这些筛孔变大时，蛋白质就会被滤过，此时你的肾脏就可能已经出现了问题（如肾炎），这个时候你就必须要到医院做进一步的检查了。

◎尿量异常

正常人 24 小时尿量为 1000 ～ 2000ml。如果你喝了大量的水，就另当别论了。如果你频繁光顾厕所，但每次尿量却很少时，你就应该要注意了，这可能是尿路感染或前列腺有问题。

◎夜间多尿

夜间多尿，也就是老百姓通常所说的起夜增多，顾名思义就是夜间要经常起来上厕所。正常情况下，年轻人是不应该出现这种情况的。如果出现则可能表示你的肾脏功能已经开始下降。当老年人出现这种情况时，则可能由前列腺增生引起。

◎眼睑、脚踝水肿

如果有一天你突然发现你的脸变圆了，眼部周围的细小皱纹也不见了，脚踝也变胖了，你千万别以为你变美了，这可能是由于你的肾脏出现了问题！当肾脏因某些疾病导致尿中出现大量蛋白质时，此时血液中的白蛋白含量就会降低，从而导致组织水肿！

因此，当出现以上 5 点中的任何一点时，就必须引起我们的足够重视，应该马上去医院做进一步的检查。

肾若安好，便是晴天。

⑦ 尿常规告诉我们什么

孙宁川

可能会有很多病人感到迷茫，医生经常要求做个尿检，测个尿常规，甚至常规体检都会让接杯尿，到底有啥用？

不少做过这个检查的人多少都会清楚的一点是，这项检查跟查血一样，会看你尿里的红细胞、白细胞。如果这些呈现阳性，常常意味着有炎症、感染，严重的也会证明肿瘤的存在。

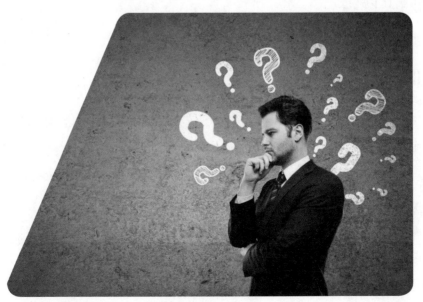

告诉我们什么呢？

其实，不仅如此，我们通过对尿的检测来看一下肾的功能是否完好，以及某些代谢物质的值来反映某些疾病，用来初步筛查。现在给大家介绍下尿常规的化验结果：

隐血以及红细胞：大家应该都很清楚，就是看你尿里面有没有红细胞。需要注意的是，正常情况下，肾脏会像个大筛子，把不好的、多的东西过滤到尿液里排出去。因而，对于像红细胞这种好东西是不会出现在你的尿里面的。所以，当你发现你的尿常规里出现"+"，一定要及时去医院请专业的泌尿外科医生看一下。

白细胞：跟血常规里的意义一样，白细胞增多会提示你尿路中可能存在炎症、感染。根据实际情况，以此来决定是否需要服用抗生素。

尿比重：除以上强调的之外，作为泌尿外科医生，还要注重一个很重要的指标——尿比重。顾名思义就是葡萄糖、蛋白质等物质在尿里的浓度，反映了肾浓缩尿液的功能。正常情况下，接近1.018。如果我们把尿液比作压榨果汁的话，那么过滤到肾脏里的葡萄糖、蛋白质等物质就是你放进去的水果原料。当尿比重增加时，一种情况是你放的水太少，尿液太稠了，这种情况的出现常常是由于脱水。而另一种情况就是，水正常，但是你的水果放太多，这种情况常见于糖尿病、肾炎等病。当然少了也不好，说明水太多，水果太少。如果减到了1.010就提示肾严重受损了。大家一定知道尿毒症，肾脏完全罢工了，血液里的脏东西过滤不到肾脏里，不能通过尿液排出。久而久之，血液里的"毒"就变得越来越多了。

另外，除了尿比重之外，尿常规可以通过尿胆原和胆红素来反映我们肝脏的代谢功能。但是两者反映的是不同的肝脏疾病问题。例如：如果胆道存在梗阻，那么机体的尿胆红素含量会升高，尿胆原却呈现阴性。反过来，如果尿胆原的值变很高，很大可能是体内发生溶血，红细胞分解产物增加，肝脏这个处理站忙不过来。这些指征，为我们诊断黄疸提供了思路。

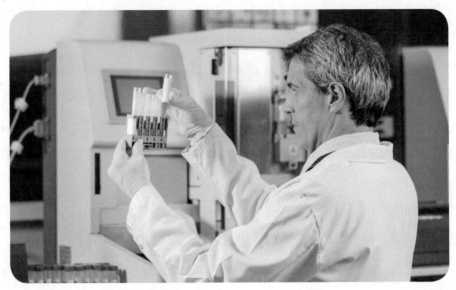

尿液分析

还有像尿液中的酮体、尿糖、酸碱度等指标，经常用于协助诊断其他的疾病。其中像大家耳熟能详的糖尿病，就可以导致酮体、尿糖比重增加，同时，糖分会在尿道里"发酵"，让尿道呈现酸性，pH下降。

上述几项就是尿常规最常用的指标。当然，大千医学世界，任何疾病和诊断都不是简简单单记几个指标就能掌握的。笔者希望通过今天的简单介绍，可以增加大家对泌尿外科检查手段的认识。不说让自己变成专家，但希望面对尿常规这项检查时，起码不再会觉得是一批乱码。

⑧ 害羞的膀胱

范中元　陈　锋

高中的时候，每到上午十点，都会憋一早上的尿。

九点四十分下课铃一响，我和我的小伙伴们成群结队、快马加鞭，一起杀向男厕所，准备开闸泄洪。

世事无常，有时候想安安静静地当一个美男子都是一种奢望。

高中的男厕所，就像繁华街道的 KTV、酒吧，里面嗨到你想都想不到。唱歌的、打滚的、骂街的、抽烟的，电话里装大哥指挥打架现场的，练 Bbox 的，干啥的都有。

然而并不是所有的男生都会把厕所当做自己崇高的追求，多数安静、文雅的男士会选择快去快回，解完手就回到教室，继续与成山的试卷进行没有硝烟的战斗。

委屈

在心里咒骂那些在厕所不务正业的男生的同时，我吃惊地发现，我上厕所的时间变得越来越长了，原本来回两分钟的事，变成了五分钟、十分钟。

我不禁在思考，我是害怕了吗？如果是，那我又在害怕什么？

记得这种郁闷的状态持续了半个月，在我一次平常的解手时，意外发生了。

我的尿流中断了。

那天的我，选择了最靠边的位置，眺望着远方大海的波涛，不禁感激我大一中海景茅房优越的环境，于是顺理成章的小河涓涓汇入江海。

但是在这时，我的同桌出现在了我的身后。

"大哥，你磨磨唧唧在这寻思啥呢？给你一个支点，尿出整个地球啊？"说罢，拍了一下我的屁股。

这一拍，不要紧。拍出来我持续三年多的尿羞症。

高中毕业后，多次出去旅行，领略祖国大好河山的波澜壮阔之美。然而一到旅游景点的厕所，我才发现，高中的男厕是多么的和谐、和平。在人山人海排队上厕所的情况下，我闻着烟味、汗臭味，各种味，听着我听不懂的大爷们的方言，多次站在小便池，目不转睛地看着前方"便后冲水"的图标，脑海中浮现着长江三峡飞流直下的景致，配上睡觉前数的1、2、3、4，费尽九牛二虎之力才能顺利如厕。

相信各位同胞尤其是男同胞们都有过我类似的经历与体验。

那么问题来了。

什么是尿羞症？它从何而来？

害羞的膀胱综合征（shy bladder syndrome），学名境遇性排尿障碍（avoidant paruresis，AP）。尿羞症是一种当你在公共厕所时，有人在旁边就无法小便或者小便十分困难的症状严重时，有时当家里有人时也会无法小便。很多人不能用飞机、火车、公共汽车或轮船上的厕所设备。当你需要接受验尿时，这种无法小便的情况尤其困扰着你。尿羞症可在任何年龄发生，发生在男人、女人、任何国家任何人种身上。

当有别人在附近时，便害怕或害羞，导致无法小便。结果他们浪费了很多时间来等待所有的人都离开后，才敢进厕所。他们担心有人会敲打厕所的门或看见、听见他们在小便，也害怕有人在等待他们。有些人完全避免在家以外的地方上厕所。这种小便有困扰的情况，一旦没有人在旁，就会完全消失。从这一点可以看得出，尿羞症是一种社交恐惧症。

说到底，人类的很多活动，本应该自然发生。

排尿是本能，睡觉是本能，和别人说话交往也是本能。自然赋予我们的能力，本不需要我们的意识插足。但我们的意识太强大了，强大到当我们感觉到不安全时，意识就会慌张地想着要做点什么。它开始怀疑身体是否有问题，是否还能正常工作。它开始试图绕过本能，接管对身体的控制。

慌张中，意识开始形成了对失控的预期，这种预期会把身体反应的蛛丝马迹当作失控的证据。而身体的反应也总是伴随着对失控的恐惧悄然而生。

一个人越想控制，就越无法控制，越无法控制，就越焦虑，由此形成了恶性循环。有机体自然的平衡被打破了。最简单的本能反应，却因为意识的横插一脚，变成了问题。

焦虑所造就的控制企图本身，就是问题的原因。社交焦虑如此，演讲焦虑如此，心因性口吃如此，尿羞症也是如此。

剖析其更深层的原因，焦虑的病人，常常都有一个对其严厉的父亲或母亲，或者一对经常吵架的父母，或者有生病的历史。总之，他们或许都有让他们感觉不安全的童年经历。

原因差不多搞清楚了，那么怎么做才能让这个害羞的膀胱重新开朗

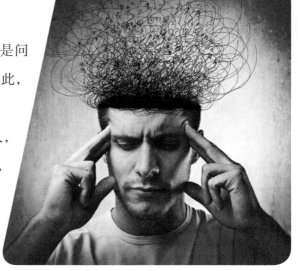

焦虑

起来？

重新开朗起来，就要重新信任自己的身体，获得对身体的安全感，使意识让位于本能。

要打破焦虑的循环，首先得学会接纳。认识上不把它当作太让人害羞或者太严重的问题。

就尿羞而言，说白了，不就是别人在小便池上厕所，你得上大便池上嘛。越不把它当回事，越能减轻你的焦虑感。神经症的治疗目标，有时候是让患者放弃治疗。如果患者在心里不把它当作严重的疾病了，先放弃治疗，很多问题就会逐渐好转。

其次，可以学习控制焦虑的方法，学习一些放松的技巧，包括呼吸的方法和放松想象。然后把令人焦虑的场景，从最焦虑到最不焦虑分成五个等级，从焦虑最低的等级开始，不断做想象，不断放松，直到想象这个场景也不那么焦虑了为止，再提高焦虑等级。直到在想象中适应了这些场景。再逐渐应用在现实中。

另外一种比较直白的脱敏疗法，是找几个让你觉得安全的亲人或朋友，告诉他们自己有这样的问题，当你排尿时，让他们在远远的地方，逐渐走近。当然如果你能找到这些亲人和朋友，充分信任他们，你的问题估计已经好了不少。

转移注意，带着症状生活，为所当为。一旦有了某种疾病，人们很容易把消减它当作生活目标。不要因为疾病缩到生活的某个角落，去投入地生活，体会生活的价值，发现对生活的热情。对身体的信任会伴随着积极愉悦的情绪重新回来。

即使存在尿羞这样的心理问题，也不要忘了我们美好的生活，同时也要坚信，这压根就不是什么事儿。

不要忘记，我们所要的不是没有问题的生活；我们所要的，是更加积极、有意义的人生！

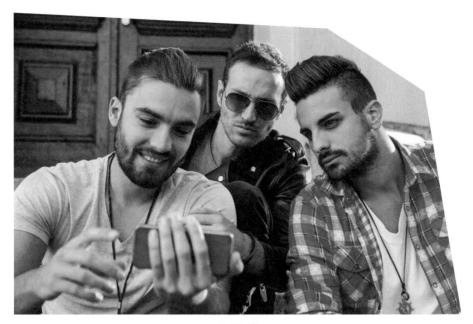

乐观积极

⑨ 定海神针

吴 晖

◎引子

名著《西游记》里孙悟空手中那根可大可小的如意金箍棒，是他斩妖除魔的利器。

至于金箍棒的来历，我们可以看看原著里孙悟空大闹东海龙宫片段的描写：

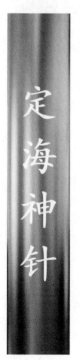

正说处，后面闪过龙婆、龙女道："大王，观看此圣，绝非小可。我们这海藏中，那一块天河定底的神珍铁，这几日霞光艳艳，瑞气腾腾，敢莫是该出现，遇此圣也？"龙王道："那是大禹治水之时，定江海浅深的一个定子，是一块神铁，能中何用？"龙婆道："莫管他用不用，且送与他，凭他怎么改造，送出宫门便了。"

老龙王依言，尽向悟空说了。悟空道："拿出来我看。"龙王摇手道："扛不动，抬不动，须上仙亲去看看。"悟空道："在何处？你引我去。"龙王果引导至海藏中间，忽见金光万道。龙王指定道："那放光的便是。"悟空撩衣上前，摸了一把，乃是一根铁柱子，约有斗来粗，二丈有余长。他尽力两手挝过道："忒粗忒长些，再短细些方可用。"说毕，那宝贝就短了几尺，细了一围。悟空又掭一掭道："再细些更好！"那宝贝真个又细了几分。悟空十分欢喜，拿出海藏看时，原来两头是两个金箍，中间乃一段乌铁；紧挨箍有镌成的一行字，唤做"如意金箍棒"，重一万三千五百斤。心中暗喜道："想必这宝贝如人意！"一边走，一边心思口念，手掭着道："再短细些更妙！"拿出外面，只有二丈长短，碗口粗细。你看他弄神通，丢开解数，打转水晶宫里，唬得老龙王胆战心惊，小龙子魂飞魄散；龟鳖鼋鼍皆缩颈，鱼虾鳌蟹尽藏头。

正是这根定海神针，为师徒四人的西天取经之路保驾护航。

而泌尿外科大夫手中，亦有一根定海神针，那就是导尿管。

◎导尿管

如果说膀胱是东海龙宫，那里面的尿液就可以看作是一片汪洋大海。

当必要的时候（如排尿困难、全麻手术术后等），导尿管便是这片大海忠诚的卫士。

本文介绍的导尿管，为临床上常用的气囊导尿管。它是由天然橡胶、硅橡胶或者聚氯乙烯（PVC）制成的管路。我们经由尿道将导尿管插入膀胱内，用生理盐水将靠近导尿管头端的气囊充满后，使其固定在膀胱内不易脱出，从而持续收集尿液。

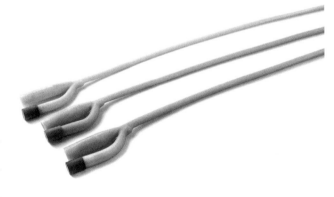

导尿管

◎规格

导尿管按照型号，可分为 6F~30F 共计 13 种。其中我们最常用的是 12F、14F、16F、18F 这 4 种导尿管。F 代表的是尿管的外周长，大致换算就是 F = 3 倍外直径（毫米）。

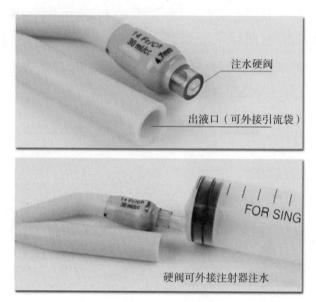

注水硬阀

出液口（可外接引流袋）

硬阀可外接注射器注水

硬阀可外接注射器注水

◎使用

导尿管使用前应检查其是否完好无损。可事先往气囊内抽吸适量的生理盐水，看其是否有漏气、漏液、抽吸不畅等现象。

对于不同的对象，应该使用不同型号的尿管：

（1）成年男性，一般使用 12F ～ 16F 型号的导尿管。

（2）成年女性，一般使用 16F ～ 18F 型号的导尿管。

（3）初次导尿者，不宜使用较粗的尿管。

（4）年老体弱、长期卧床的病人（特别是女性），适宜使用较粗的尿管，因为会阴部肌肉弹性差、尿道括约肌松弛，如果尿管过细，容易有漏尿、堵塞等现象。

（5）心梗患者，适宜使用较细的尿管，减少插管阻力，降低猝死概率。

润滑剂：临床多用石蜡油作为导尿管的润滑剂，以降低尿道损伤的概率。

当然，亦有人使用黄体酮注射液作为润滑剂，它可明显降低对尿道的刺激，提高留置尿管期间患者的舒适度。另外，尿管外涂抹水杨酸可以抑制 95% 的革兰阴性菌，达到预防泌尿系统感染的目的。

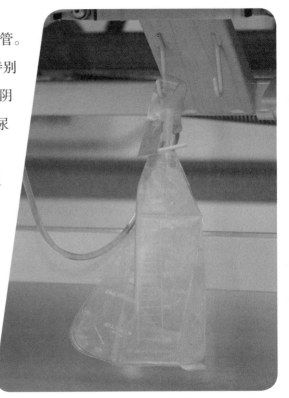

集尿袋

◎步骤

（1）患者仰卧，双腿屈膝外展，臀下垫油布或中单。患者先行用肥皂液清洗外阴。男性患者翻开包皮清洗。

（2）用碘伏由内向外环形消毒尿道口以及外阴部，之后外阴部盖上无菌洞巾；男性用消毒巾裹住阴茎，露出尿道口。

（3）术者戴无菌手套站在患者右侧，导尿管接无菌尿袋。用左手拇指、示指夹持阴茎，女性则分开小阴唇露出尿道口，右手将涂有无菌润滑油的导尿管缓缓插入尿道。注意插入长度。最后注入生理盐水扩充气囊，并轻轻回拉，有阻力时表示导尿管已经固定在膀胱内。

温馨提示

重要的事情只说一遍：患者千万别没事儿自个儿拽导尿管玩，免得发生尿道损伤和出血！

最后，我要喊一喊我们的口号：

医生用着顺心，患者用着安心。

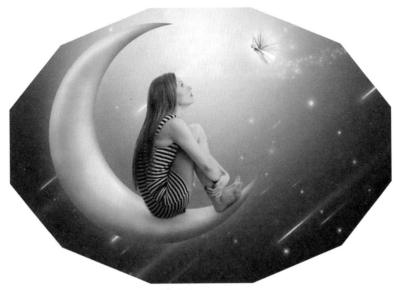

如你一般的人

⑩ 从你的全世界路过

马国峰

今天你路过了谁，谁又丢失了你？

各位听众大家晚上好，欢迎收听广播 FM66.6，今天我要给大家讲的是一个凄美的爱情故事——从你的全世界路过。

我希望有一个如你一般的人，如山间清爽的风，如古城温暖的光，只要最后是你就好。

她温文尔雅，一身洁白的衣装（外观为乳白色）；她小巧玲珑，但能容纳万千事物（由甘油三酯、白蛋白、卵磷脂、胆固醇、纤维蛋白等组成），她就是今天的主人公——乳糜液。

而就是这样一个不食人间烟火的美女，却在一个陌生的城市里一见钟情，只是这段感情却短暂得让我们觉得可惜。

在这个世界上有这样一个奇特的城市，这个城市布满羊肠小道，蜿蜒曲折（淋巴系统），被流动的液体充斥着（淋巴液），终日不能看见太阳。

而我们的女主人公——乳糜液就生活在这座城市，她终日游走于其中，沿途的每条路都留下她的身影，微风穿越她的指间，孤独而又灿烂。

日复一日，年复一年，她还是如风般生活在这个城市，然而始终没有遇到那个如花一般的他。有一天，她突然听到，在她世界的隔壁也有一个世界（泌尿系统），那是个与我们在同一个时区，但却有一辈子时差的世界。她忽然意识到，或许她的他就在那个世界等着她。

如果你很想念一个人，就会变成微风，轻轻掠过他的身边，即使有时他感受不到，这也是你全部的努力了。她也希望变成微风，感受他的世界。她在等待，等待着有朝一日能去往那个他存在的令她神往的地方（淋巴系统和泌尿系统在生理结构上没有相通）。

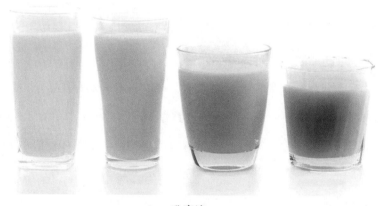

乳糜液

时间在不断地流逝，她知道她不能再等待了，于是她收拾好行囊，去寻找这个宿命中呼唤的地方，祈祷一切能将她的梦点亮。

然而现实并没有想象中那么好。时间风化了年华，却并没有带来那个他。茫茫人海中的千万张面孔，遮住了她前方的视线，阻挡了她前行的力量（淋巴管堵塞，其病因大致分为寄生虫性和非寄生虫性，国内绝大多数由班氏丝虫所致，极少数由结核、肿瘤、胸腹部创伤、手术及原发性淋巴管系统疾病造成，偶也见于妊娠、肾盂癌）。她只能被迫回头走向一个未知的世界（泌尿系统淋巴管），她发现在这里聚集了数以万计的同胞，她和她们一块拥挤在这个狭小的空间里，人越来越多，她无处可逃（因淋巴管堵塞，乳糜液逆流至泌尿系统淋巴管）。想到比幸福更悲伤的是，我已准备好，但从来没有机会遇到你。那种懊悔的心情油然而生。

她已感到绝望，她慢慢地闭上双眼，等待着生命最终的判决。微弱之中，她似乎感到了前方突然出现了她从未见过的亮光！（乳糜液因淋巴管堵塞逆流至泌尿系统淋巴管中，引起泌尿系统淋巴管内压力增高、曲张破裂）。

不知过了多长时间，她醒了过来，她环顾四周，这是一个椭圆形的世界，比她的城市大得多，她躺在一片汪洋大海之中，这里风平浪静，波澜不惊（膀胱）。她的周围有着与她不同的红色的她（红细胞），这是不是就是他的世界？她重新燃起了希望，开始四处寻找。

功夫不负有心人，她终于找到了他，他静静地倚在那里（膀胱三角，在膀胱底的内面，位于两侧输尿管口与尿道内口之间的三角形区域），他文质彬彬、风流倜傥。她温柔地凝视着他，当她鼓起勇气一步一步向他走近，脚下却突然袭来一股巨大的力量将她冲向了远方（乳糜液随尿液一同被排出体外称为乳糜尿，乳糜尿伴有血尿称乳糜血尿）。

人最怕的是相遇，最难的是别离，而最悲伤的是相遇后还未相识，却已离别。

从你的全世界路过，即使你我来不及相识相知，你依旧是我生命中最大的幸运。

注：本文主要阐述乳糜尿：是因乳糜液逆流进入尿中所致，外观呈不同程度的乳白色，做尿乳糜试验可呈阳性。乳糜尿的特征是小便混浊如乳汁，或似泔水、豆浆，故名。

 科普知识

乳糜尿的发病原因

① 腹部淋巴管广泛阻塞；② 胸导管阻塞；③ 淋巴系统动力学改变，较粗淋巴管内的瓣膜破坏，失去生理功能，逆向流动的淋巴液在泌尿系统淋巴管管壁薄弱处可进入尿液，产生乳糜尿。乳糜尿病因大致分为寄生虫性（主要是丝虫病，南方多见）和非寄生虫性（如结核、恶性肿瘤等广泛侵犯腹膜后淋巴管、淋巴结，造成破坏或阻塞）。

治疗

① 针对原发病的治疗：丝虫病进行杀虫治疗。② 选择腹腔镜下肾蒂周围淋巴管结扎术（剥离术）治疗，其治疗效果良好，术后症状即刻得到改善，成功率达100%，且复发率较低。

损伤篇

⑪ 讲个悲伤的故事吧

马国峰

故事要从很久很久以前说起，那个时候老张还是小张！

小时候老张的爸爸总是很忙很忙，所以很少陪他玩耍。但印象里他会给他买一些当下比较新奇的玩具，比如竹蜻蜓、火车棋等。在没有电脑、手机等电子产品的那个年代，这些东西足以让老张在他的小伙伴面前树立威信。

人在十岁左右的时候总是能无忧无虑地过着每一天，在大人的眼中那就是少年的天真。虽然没有爸爸的过多陪伴，老张依然有个值得回忆的童年。不知不觉小张已经十八岁了，这时候的他俨然已成为大人眼中的青年了。然而对他来说，二十岁左右和十岁左右时却是截然不同的，十八岁时的他似乎是很难受的，因为他有了自己钟意的女孩儿，但是他却不知道怎样表白，于是他每天总是把怎样表白的事情放在心上，每天晚上他总是翻来覆去睡不着，但是他还是找不来好的方法！终于有一天他做出了一个大胆的决定：世界那么大，他要骑着自行车载她到处看！

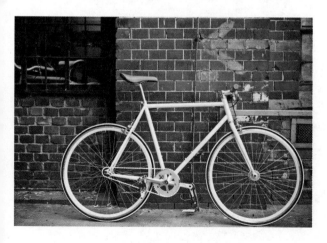

自行车

在他的强烈要求下，他的爸爸花了不知几个月的工资给他买了一辆自行车，要知道在当时，一辆自行车对于一个普通家庭意味着什么！

终于，在某天，他学会了骑自行车！同时，他也鼓起了勇气约出了他钟意的女孩，他想这次他一定要好好表现一下！他推着自行车走到她的身旁，让她坐在

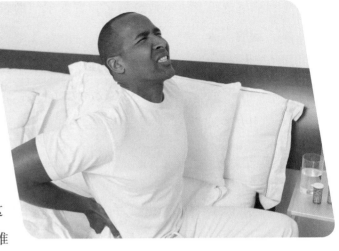

疼痛

后面，他铆足了劲，推起自行车一跃而上，本应该是他载着她，两个人开心地度过一天！事实却是，他过于心急，推着车子，猛地一下甩腿，跨上车。没想到，一不小心，他从坐垫滑到前保险杠上了。顿时，他觉得裆部疼得厉害，连走路都够呛。

老张，疼得停了下来，他以为休息一会就会好，因为他不想错过今天的这个好机会！

但是，他却疼得越来越厉害，更别说骑自行车了。他带着懊恼的心情好不容易回到了家，上厕所时，眼前的一幕把他吓得腿都软了：会阴部周围的皮肤有很多淤血，排尿时很痛，得很用力才能尿出来，而且尿液都是红色的。

到了晚上，情况更糟。他膀胱胀得难受，怎么都尿不出来！

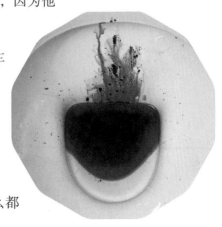

血尿

这下，他不敢怠慢了，告诉了他的爸爸，他的爸爸急忙把他送到了医院。

经诊断，他这是尿道骑跨伤，即前尿道损伤。

医生说，这是一种比较常见的外伤，通常伤者在做骑、跨动作时，因为用力过猛或不小心等，造成会阴部损伤、尿道损伤甚至尿道断裂。由于人的会阴部区域含有丰富的血管和神经，一旦受伤就可能引发血肿。随着血管持续出血，血肿会越增越大，导致血尿，乃至堵塞住尿道，影响正常排尿。

医生马上给他做了手术，老张总算恢复了过来。

如今，老张已经五十多岁了，他钟意的女孩也早已成为他的妻子。虽然这对于他来说是个悲伤的故事，但他的人生却是一个精彩的人生。

 科普知识

（1）会阴部骑跨伤时，将尿道挤向耻骨，引起尿道球部损伤。

（2）尿道损伤常见的症状为：尿道出血，局部血肿及瘀斑，疼痛，尿外渗等。

（3）治疗：尿道海绵体严重出血时可致休克，需要抗休克治疗，及时手术。如果尿道的连续性存在，插入导尿管，留置导尿管2～3周。尿道断裂的情况下，及时实施经会阴尿道修补术或者断端吻合术，同时行耻骨上膀胱造瘘术。尿道损伤患者拔除导尿管以后，需要定期做尿道扩张。

炎症篇

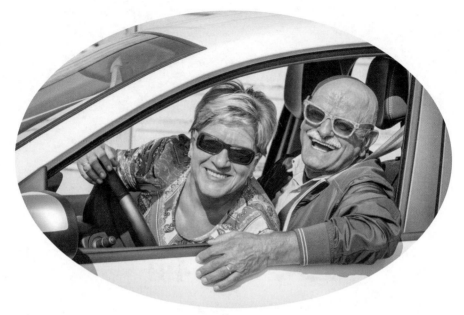

老司机

 "老司机"之无奈

——前列腺   余永波

老司机躲得过弯道，刹得住车，穿越过地图，修得了车。

我们今天讲的老司机，不是那个"一言不合就开车"的"暴脾气"，而是在外风吹日晒的老司机。

当老司机的无奈：

　　让我与货车作伴　　开得潇潇洒洒

　　东风解放　　共享人世繁华

喇叭当歌　按出心中喜悦

屁颠屁颠　载满一车回家

……

司机是职业，不是所有有车的人都叫司机。司机在长期驾驶过程中，受到振动、噪声、高温、汽油、一氧化碳以及强制的不良体位等有害因素的影响，可发生多种职业病，尤其是老司机的前列腺炎。他们道理都懂，但实属无奈。

（1）无奈久坐。可使前列腺部受挤压而充血，血流缓慢淤滞，对病原体抵抗力减弱，易诱发前列腺炎。

（2）无奈饮水不足。常使身体处于轻度脱水状态，尿液浓缩，小便冲刷尿道的次数减少，易患尿道炎、膀胱炎，从而诱发前列腺炎。

（3）无奈憋尿。造成人为的尿液潴留，膀胱压力增大。长期如此，可使尿路及生殖道上皮防御细菌的能力下降，致泌尿生殖系统感染，尿液经前列腺管道逆流入前列腺组织中，导致前列腺炎。

（4）无奈疲劳。使机体抗病能力减弱，也是诱因之一。

（5）无奈性生活不规律。性生活过疏或过频、过度，均不利于前列腺健康。过疏，前列腺液或精液淤积，对于伴有尿道炎或膀胱炎者，尤易诱发前列腺炎。过度，前列腺长时间或反复处于充血状态，亦易诱发炎症。

（6）不良嗜好。许多司机有烟酒嗜好，循环系统功能降低，抗病能力减弱，尤其是饮酒，可加重前列腺充血。

老司机的前列腺炎临床症状：

（1）排尿改变：尿急、尿频、尿痛及排尿时尿道不适，排尿后有白色分泌物流出，俗称尿道口"滴白"。

（2）疼痛：会阴部、下腹部隐痛，有时腰骶部、耻骨上、腹股沟区也有酸胀感。

（3）性功能减退：可有性功能障碍、早泄、遗精、射精痛等。

（4）精神神经症状：头晕、头胀、乏力、疲惫、焦虑等。

如果老司机们出现了上述问题，不要去问怎么治，直接问"医院怎么走"就可以了，因为慢性前列腺炎相对来说治疗不会立竿见影，需要专业医生针对个体情况来治疗。

古语有云："大医治未病。"

所以，每个人都是自己的"大医"。

老司机也好，年轻司机也好，要做好以下方面才好：

（1）每年至少1～2次定期检查身体（40岁以上的司机更要重视）。

（2）持续驾车1小时左右，应下车适当运动，活动腰髋，伸展四肢。

（3）平常养成方式多样的身体锻炼方法，如收肛、慢跑、游泳。

（4）长途驾驶可轮班操作，司机交替休息。

（5）平时多饮水、多排尿，勿憋尿。

合格的老司机都会这么做！

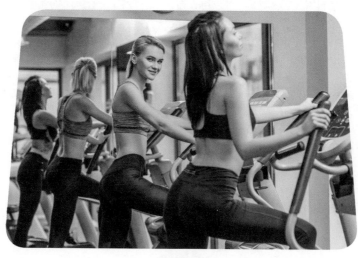

锻炼身体

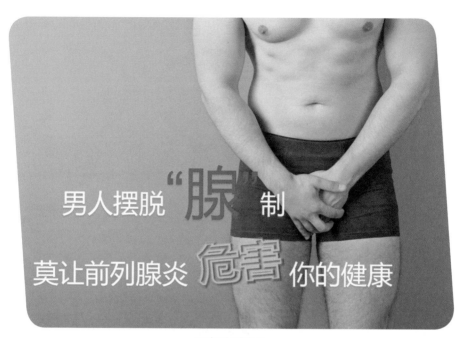

远离前列腺炎

⑬ 前列腺炎

——被妖魔化的疾病

马国峰

"某某现代男科，让男人活力再'腺'，让您性福一生"……相信广大男同胞一定看过这样的小广告，这种曾一度流行于电线杆上的小广告，让我们的一些男同胞甚至怀疑自己患有前列腺炎，从而前往这些医院就诊。但结果却是血本无归，前列腺炎越来越严重！那么我就要反问了，前列腺炎真的有这么严重吗？今天笔者就为你来揭开被妖魔化的前列腺炎的神秘面纱！

俗话说知己知彼才能百战百胜，要想打败前列腺炎，我们首先要了解前列腺及其功能。

大家一定都吃过栗子，而前列腺就形如栗子，4cm×3cm×2cm，包绕于膀胱开口处的尿道部分，本身是男性尿道的组成部分。注意！前列腺是男性特有的性腺器官，你一定

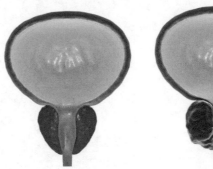

前列腺炎

不要问女性您患过前列腺炎吗。前列腺主要分泌前列腺液，它是精液的组成部分。一方面促使精液液化，另一方面可为精子运动提供能量。

了解完前列腺及其功能，接下来就让我们来认识一下前列腺炎。

前列腺炎大部分为慢性前列腺炎。通俗地讲，就是前列腺的慢性炎症病变。可分为两种，细菌性和非细菌性。前者多由细菌经尿道逆行感染所致。大多数前列腺炎为非细菌性，多由于久坐、憋尿、性生活无规律等诱因致盆腔及前列腺充血，并可在劳累、饮酒后加重。

慢性前列腺炎的症状有：① 排尿改变及尿道分泌物：表现为尿频、尿急，可伴有尿痛。排尿后和便后常有白色分泌

排尿困难

物自尿道口流出，俗称尿道口"滴白"。② 疼痛症状：患者可见会阴部、大腿内侧酸痛，个别人表现为腰痛、睾丸疼痛。③ 性功能减退：表现为勃起硬度下降，射精较快。④ 精神症状：个别患者会出现头昏、乏力、紧张、焦虑等情绪。加之路边小广告危言耸听，会使其进一步加重。

　　了解完慢性前列腺炎及其症状，接下来我们来谈谈如何治疗及预防慢性前列腺炎。

　　目前，对于慢性前列腺炎，并没有特效治疗方法，千万不要被不良医院所蒙蔽。但需要指出的是不能滥用抗生素。有细菌感染者，可以使用抗生素4～6周；怀疑有细菌感染，可以尝试服用2周，依据效果再做决定；而无细菌感染者，不应使用抗生素。

　　此外，可以采用综合治疗，如：① 热水坐浴及理疗，可减轻局部炎症，促进吸收；② 前列腺按摩，每周1次，可引流炎性分泌物；③ 中医药治疗，可采用清热利湿、或理气止痛、或补肾活血的药物；有精神症状的可给予抗抑郁、抗焦虑等药物。

　　关于慢性前列腺炎的预防其实很简单，只要做到性生活有节制，少饮酒（少吃辛辣食物），不久坐，不久骑自行车，适当活动，就对本病能有很好的预防。最后再提醒大家前列腺炎不可怕，千万别天天想它，以至于严重影响生活。

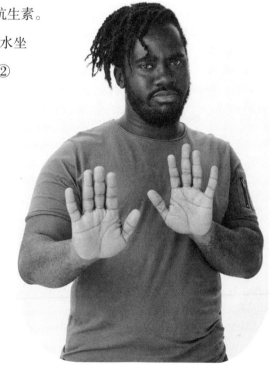

要会说"不"

14 西门庆在当代

余永波　刘晓阳

◎01

西门庆东窗事发，武松怒气爆表，来到狮子楼脚下，一个旱地拔葱跃上二楼，西门庆正酣畅淋漓间，突感耳边阴风猎猎，说时迟那时快，西门庆头往左偏，躲过致命一击，定睛一看，"来者何人？"武松二话没说，一连串致命攻击，西门庆一阵手忙脚乱，但他也不是吃素的，他自幼习武，抛开他的品行不说，也是个不错的练家子。二人的缠斗很快进入白热化，打得个天昏地暗，日月难分，二人渐露疲色。突然，武松趁其不备，含怒一记腾空侧踹。西门庆只觉胸前一痛，便向狮子楼下坠落而去，眼前一黑，失去了知觉。

◎02

"醒醒，喂，醒醒！""算了，别喊了，干脆先给他做人工呼吸，再打120吧！"西门庆艰难地睁开迷糊的双眼，发现一满脸胡茬的嘴巴凑了过来，西门庆大叫一声，把他推倒在了一边。路人甲："救你还敢推我，还挺大的劲儿，你叫啥？家住哪？咋想不开跳河呢？"等待数十秒也不见回应，路人乙："他小子估计还没恢复清醒，既然他醒了，咱也不求啥回报，走，继续钓鱼去。"

留下西门庆一人环顾着这个陌生而崭新的世界。

随着西门庆对周围环境的感触、接触与认识，渐渐地他脑海里出现了两个字"穿越"。西门庆本就思想开放，加之周围景象繁荣，全然没有他们那个时代的束缚与限制，加上他学习能力之强令当代人愧疚，很快他凭借着一技之长——轻功而声名大噪，他拍电影从不吊威亚，别人只知道他的名字不一般，只认为他是某个深山老林的武僧隐修出山，各大电影公司、广告公司等等均出高价聘请他，他对当世的人情世故已了然于心，也逐渐与很多知名公司合作，但他有个原则，就是从不与姓武的人打交道。

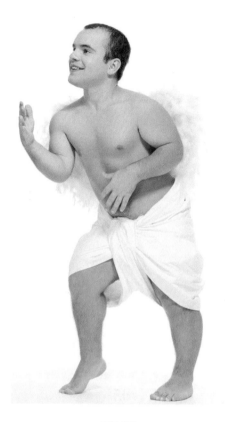

"穿越"

◎03

西门庆凭借着原本的商业头脑和超群的武艺，很快在影视业和武术界有了一席之地。俗话说："饱暖思淫欲"，再加上西门庆本身就好这口，江山易改，本性难移。于是他"又"过上了整天花天酒地的生活，他所到过的地方，那是鸡飞狗跳，鸡犬不宁，甚至连治安都出现了问题，但大家都知道他的厉害，也抓不到犯罪的证据，谁也不敢轻易拿他怎么样，不过从那以后他就从电影界和武术界销声匿迹。

不知过了多长时间，人们渐渐习惯了，淡忘了……

◎04

俗语有云：善有善报，恶有恶报，不是不报，时候未到。

有一天，他的一个医生好友在医院发现了他，全无当年之风华意气，并且性情大变，如垂暮老人，朋友询问他的病情，他回答说："我也不知是怎么了，刚开始只是尿尿的时候又痛又痒，有黄脓样的东西流出来，后来整个命根子都肿了，撒尿还带血，身体也不如从前，也就退出了色欲江湖，想着能有个安稳的家，但是婚后一直没有孩子，并且一段时间后，我老婆也出现了情况，尿痛、尿频、尿急，并且至今无后（不孕）啊，你看我大腿根都肿了（腹股沟淋巴结肿大），医生告诉我说，是什么淋病，我都没听过，这玩意儿咋这么厉害，想要我老命吗。"

◎05

医生好友听到这个结果也不诧异，告诉西门庆：你能患上此病也算是老天待你不薄，你整日寻花问柳，不得花柳病才奇怪，淋病就是"花柳病"的一种，且听我详细跟你说一下：

淋菌性尿道炎，由一种叫淋病奈瑟菌感染泌尿生殖系统引起，是一种性传播疾病。也可由患者的衣裤、毛巾、浴盆、便桶和手等间接传播，孕妇患者可感染新生儿。以男性感染患者为主，感染后一般2~5日发病。初期：尿道口黏膜红肿、发痒，轻度刺痛。尿道多排出脓性分泌物，排尿不适。进展期：病情发展可波及前尿道全部，可有阴茎肿胀，尿急、尿频、尿痛明显，有时可见血尿。急性期可有双侧腹股沟淋巴结肿大。部分患者可继发后尿道炎、前列腺炎、精囊炎及附睾炎，反复发作可引起尿道狭窄。女性患者可导致尿道炎、宫颈炎、尿道旁腺炎、前庭大腺炎、直肠炎等。如侵犯生殖系统可引起输卵管阻塞、积水导致不孕。另外，还可导致淋菌性咽炎、结膜炎等，可播散全身。如能及时得到治疗，大约1周后症状逐渐减轻，尿道口红肿消退，分泌物减少而稀薄，排尿正常，1个月左右症状可消失。

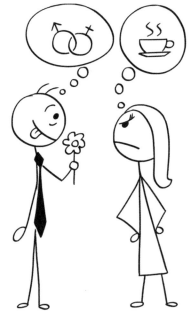

想你……

◎06

听到此处，西门庆豁然开朗，心里想着"还好不是什么大病"，嘴上却说着"牡丹花下死，做鬼也风流啊"。

时隔数日，好友再来探望，却从主治医生口中得知西门庆已命丧黄泉，好友叹息一声："罢了，或许他本不该属于这个时代吧。"

 文章解读

西门庆最后还是挂掉了，因为他本就不属于这个时代。文中西门庆的医生好友已经告诉我们，淋病的原因、传播途径、临床表现及预后。现实中，如果能早发现、早治疗，也是可以恢复健康的，千万不要羞于启齿，而耽误治疗。另外，现实生活中一定要记得洁身自好，善待自己和家人，身心健康，适应好社会才算真正的健康。

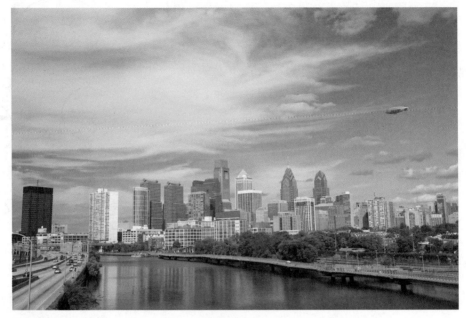

流畅的水道

 脆弱的水道

崔嘉晗

　　这里本为人体的水道（尿道），是人体要地，平日里一通百通，河道通畅，伴随着水流奔涌而出，可以清除体内废水、废物，虽然平时流水有些许淡淡的黄色，但仍算清澈，不见丝毫的污染。这里的干净卫生，贡献了一条流畅无碍的要道，这是健康生活所必须的。

　　但是这里气候湿润、温和，和外界直接相通，是许多病菌天然的乐园，如果不注意卫生就会有病菌通过外界蔓延过来而造成感染，或者由于尿道的损伤、尿道里异物或结石停留太久导致病菌的滋生。这些小生物就会在这里为非作歹，大量繁殖，从而破坏了原有的生态结构，导致巨大的危害。尿道口黏膜常常红肿、生痒、刺痛，好似啃咬般的难受，除此之外，尿道排出脓性分泌物，如同破溃的创口。还常常伴有排尿不适，而这就是平日里所说的尿道炎。

这里的尿道炎主要指通过性接触传播途径，由淋病奈瑟菌和非淋病奈瑟菌导致的急、慢性尿道炎，属于性传播疾病。尿常规检查见白细胞计数增多或呈脓尿，伴有红细胞增多，少数呈肉眼血尿。淋菌性尿道炎在尿道分泌物涂片可见淋病双球菌。淋病奈瑟菌有易感性，主要通过性接触直接传播，治疗以青霉素药物为主，亦可使用头孢曲松、大观霉素等。

非淋菌性尿道炎以沙眼衣原体和支原体为主，在性传播疾病中占首位，表现为尿道刺痛、尿痛，分泌少量白色稀薄液体。分泌物涂片及培养均未发现细菌者，即有支原体、衣原体感染的可能。常用米诺环素、红霉素治疗。配偶应同时治疗，以免重复感染。

笔者在这里提醒大家，洁身自好，做好预防措施，可以有效避免性传播疾病的发生。

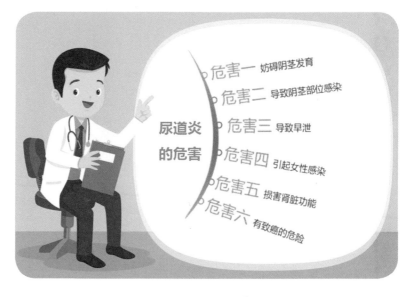

尿道炎的危害

梗阻篇

16 藏不住的秘密

孙宁川

清明 3 天小长假已经结束了。趁这个假期，老少爷们，亲朋好友难免会聚在一起喝上几杯。但如果仔细观察你就会发现，好多年不见的老朋友，在喝酒的时候却常常面露难色。这并不是不给老朋友面子，除了插科打诨，最要命的是我们实在不敢喝下眼前这杯酒啊。

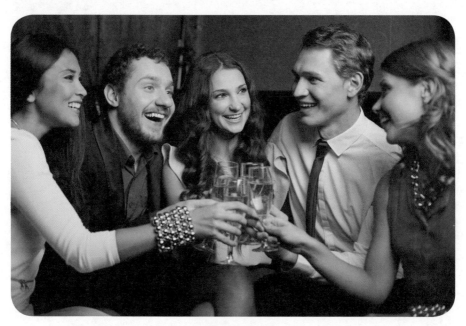

聚会小饮

我今年 50 岁，常年忙于公司的应酬，至今已经 20 多年。不同于其他和我一同进来的人，他们大部分只需要等着下班，对其他人指手画脚，打点一下工作就可以了。而我，却仍然需要亲自出马，陪各种客户跑场。以前我是为了保住工作的饭碗拼命喝，而现在，我却是为了工作能不喝就不喝。因为相比起人情来，我更丢不起面子。

以前的我，摇骰划拳，酒逢知己千杯少；
现在的我，拾箸盖盏，只谈鲁粤川浙湘。

以前的我，喝酒码墙，无事就往酒场跑；
现在的我，提酒就跑，老鼠见猫面发慌。

以前的我，千杯不醉，领导救场一锦囊；
现在的我，能躲就躲，见面招呼不相撞。

以前的我，酒后酣畅，一坐撑到天明亮；
现在的我，一饮饱胀，半晌厕所五六趟。

以前的我，当机立断，万丈深渊回空响；
现在的我，惆怅等待，细如银丝穿弄堂。

以前的我，一泻如注，回座战至店打烊；
现在的我，气运丹田，仍有残尽留肚殇。

读到这，大家是不是纷纷点头。感觉年纪到了，排尿的时候总是比较困难，还不敢多喝酒，一喝准往厕所跑。去医院做个检查说是前列腺增生，严重的需要做手术。很多人一听手术都吓破了胆，直到做完才发现自己多虑了，这个手术简单得就跟你塞牙了，用根牙签挑出来一样。那么到底什么是前列腺增生呢？

让我们来看看前列腺增生那点事儿。

前列腺是男性特有的器官，前列腺增生症（BPH），老百姓俗称前列腺肥大，为前列腺的一种良性病变，是老年男性的常见病。

其发病原因与人体内雄激素与雌激素的平衡失调有关。

许多患者由于缺乏前列腺增生症的科普知识，都是简单地认为年龄大了夜尿次数多是正常现象，而没有想到是前列腺增生，疏于去医院及时治疗，长期下去耽误了最佳治疗时间，严重的还会出现尿毒症等。

前列腺增生一般有什么症状呢？

一般来说，50岁以上的老年男性，出现下列症状之一时应考虑前列腺增生的可能：

（1）尿频：就是排尿次数增多，尤其夜尿次数增多，超过2次，往往是前列腺增生的早期症状。

（2）排尿无力、尿线变细：由于增生前列腺的阻塞和尿道受压迫，患者排尿要使用更大的力量克服阻力，以至排尿无力，尿线变细，射程也不远。

（3）血尿：增生前列腺组织充血，表面血管丰富，容易破裂引起血尿。

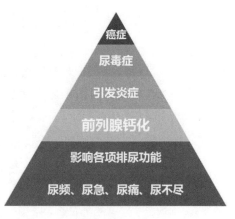

前列腺增生的危害

（4）尿潴留：前列腺增生较重的患者，梗阻严重时可因受凉、饮酒、憋尿时间过长或感染等原因导致不能排尿。

（5）排尿疼痛与尿急：前列腺增生时，由于膀胱里的尿液排不干净，容易引起细菌感染，排尿时感到疼痛，一有尿意便迫不及待要排尿。

（6）肾盂积水和尿毒症：前列腺增生较重、时间较长后，由于膀胱和上尿路代偿功能不全，可导致输尿管和肾盂积水。继续发展可引发尿毒症。表现出食欲缺乏、恶心、呕吐等。由于此类症状起初相对隐蔽，缺乏特异性，容易被误诊为消化道疾病。

（7）另外，由于前列腺增生致患者排尿困难，腹压增高，也可引起痔疮、疝气等疾病。

当然啦，笔者在这里只是为了告诉大家准确的知识，才把课本上的知识点摘过来。我们平常生活中，还是尿线变细、尿频、排尿无力等排尿困难最为常见。

关于前列腺增生的治疗方法主要包括：非手术治疗和手术治疗。但究竟应该选用哪种治疗方式还是应该咨询泌尿外科医生，由他们来定夺。笔者在这里可以告诉大家，一般来说，对于排尿困难很严重，并且伴发上面的严重症状时，考虑给予手术切除增生的前列腺。

那么应该怎么预防呢？

（1）辛辣刺激性食品要忌口。因为它们既可导致性器官充血，又

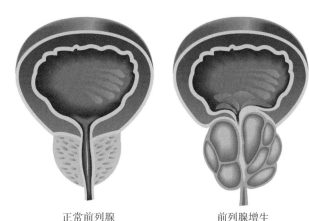

正常前列腺　　　　　前列腺增生

前列腺增生

会使痔疮、便秘症状加重，压迫前列腺，加重排尿困难。

（2）不可憋尿。憋尿会造成膀胱过度充盈，使膀胱逼尿肌张力减弱，排尿发生困难，容易诱发急性尿潴留，因此，一定要做到有尿就排。

（3）防止受寒。秋末至初春，天气变化无常，寒冷往往会使病情加重。因此，患者一定要注意防寒，预防感冒和上呼吸道感染等。

（4）忌酒。饮酒可使前列腺及膀胱颈充血水肿而诱发尿潴留。

（5）饮水有方法。不要为了避免动不动跑厕所就不喝水，饮水过少不但会引起脱水，也不利于排尿对尿路的冲洗作用，还容易导致尿液浓缩而形成不溶石。故除晚上睡前适当减少饮水，以免睡后膀胱过度充盈外，白天应多饮水。

（6）避免久坐。经常久坐会加重痔疮等病，又易使会阴部充血，引起排尿困难。经常参加文体活动及气功锻炼等，有助于减轻症状。

以上就是有关前列腺增生症的一些小知识，希望能帮助到大家。温馨提示：患有前列腺增生的读者请尽快去医院治疗，以免给以后的生活留下后遗症，感觉自己有这方面症状的可以去医院检查，以防万一。

⑰ 不再"滴答"

刘存祥

嘀嗒嘀嗒嘀嗒嘀嗒　　　　嘀嗒嘀嗒嘀嗒嘀嗒

时针它不停在转动　　　　寂寞的夜和谁说话

嘀嗒嘀嗒嘀嗒嘀嗒　　　　嘀嗒嘀嗒嘀嗒嘀嗒

尿滴它拍打着水花　　　　排尿的苦儿向谁说

嘀嗒嘀嗒嘀嗒嘀嗒　　　　嘀嗒嘀嗒嘀嗒嘀嗒

是不是憋得难受呀　　　　解决好排尿再出发

嘀嗒嘀嗒嘀嗒嘀嗒　　　　嘀嗒嘀嗒嘀嗒嘀嗒

有几滴眼泪已落下　　　　还会有人把你牵挂

　　滴答滴答，或许是小孩子最喜欢的声音了，清脆悦耳，然而对于老年男性来说，这或许是他们最不愿意听到的声音，因为这在一定程度上说明，增生的前列腺已经影响到他们的正常生活了。今天笔者就和大家一起来聊一聊关于前列腺的那些事儿。

　　前列腺是男性特有的性腺器官。前列腺形状如栗子，底朝上，与膀胱相贴，尖朝下，抵泌尿生殖膈，前列腺腺体的中间有尿道穿过，扼守着尿道上口，所以，前列腺有问题，排尿首先受影响。

　　尿频、夜尿增多：尿频为早期症状，刚开始是夜尿次数增加，但每次尿量不多。膀胱逼尿肌失代偿后，发生慢性尿潴留，膀胱的有效容量因而减少，排尿间隔时间更为缩短。老年人本来睡眠就不大好，每晚还要起床 5 ～ 6 次去卫生间，日久天长，肯定会对身体产生不利影响。

排尿困难：是前列腺增生最重要的症状。病情发展缓慢。典型表现为排尿迟缓、断续、尿流细而无力、射程短、终末滴沥、排尿时间延长。

前列腺增生可因气候变化、劳累、饮酒、长时间憋尿等诱因，引起急性尿潴留，需急症去医院行导尿处理。

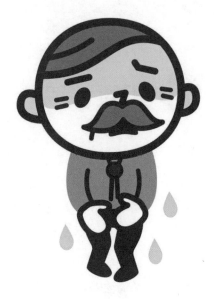

尿滴沥

治疗：关于前列腺增生的治疗，笔者今天在这里跟大家简单提一下。

（1）观察等待。如果症状很轻，不影响生活和睡眠，一般不需要治疗，只要观察等待就可以了。千万不要觉得去医院看病大夫没给您开药就觉得大夫不负责任，观察等待可是全球泌尿外科专家经过仔细、谨慎的研究之后给出的意见，况且任何药物和手术都会有一定副作用，作为大夫，他们肯定会仔细权衡利弊，为您选择最优的治疗办法。

（2）药物治疗。药物治疗一般分为 α 受体阻滞剂、5 α - 还原酶抑制剂，比如大家经常听到的盐酸坦索罗辛缓释胶囊（哈乐）和非那雄胺片（保列治）就属于其中的一种。

（3）就是终极大招——手术治疗了。经尿道前列腺电切术是目前最常用的手术方式。此外还有激光手术，疗效也是非常肯定的。

很多老年人认为人老了出现夜尿次数增多，是老年人的正常生理现象。

何况他们的小伙伴们也会出现这类症状，而容易忽视，往往会耽误疾病的治疗。笔者在此温馨提示，出现了上述症状，最好及时到正规医院进行检查和治疗，前列腺增生并不是一种恶性疾病，是可以通过药物或者手术改善排尿困难症状的，让老年人再也不用一到晚上就不敢喝水了。

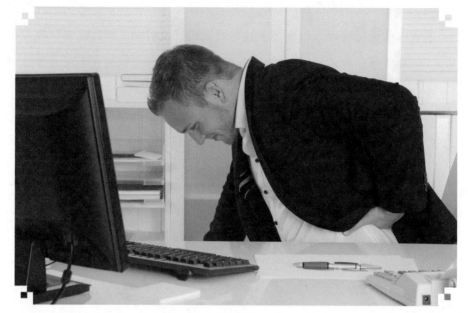

有一种痛叫结石痛

18 泌尿外科医生之日常——结石篇

孙宁川

　　人生就是如此的辛酸。纵使你喝最烈的酒，骑最野的马，遇到"泌尿系统结石"还是得怂！

　　这不，笔者今天就遇到了这样一个病号。上午时分，风和日丽，笔者正焦头烂额地处理着手头上的医嘱，只听外面传来一声声撕心裂肺的吼叫。"医生，医生，快来救救我，痛死我了……"笔者心头一惊，闻声出去，心想痛成这样，这是怎么了，头脑中像风暴一样闪过，结石？肿瘤？外伤？再不就睾丸扭转？看发病情况，又疼成这样，估计又是结石了。

果然，只见一个35岁左右的男性，身材宽硕，本该挺拔的身体在此刻显得有几分滑稽。只见他一手捂着肚子，身体弓得像虾米，蜷缩曲折着往前走。待他抬头，见他脸色苍白，面有虚汗。一群护士姐姐跑过去搀扶他，把他扶到病房，一针杜冷丁（哌替啶）下去，声音这才小了下来。

泌尿科像肚子痛成这样的，最常见的就是结石了。据说那是一种仅次于顺产的疼痛（因为笔者两种都没有经历过，所以也只能听信谣言。即便如此，笔者还是觉得母爱最伟大）。甭管你曾板砖拍了头、锤头砸了手还是伤过筋、碎过骨，挨过揍、出过血，其痛均不及结石之痛。任你是几尺汉子，任你是何种姿势，任你心中默念"天将降大任于斯人"多少遍也毫无用途，唯有一支"654-2"或者"杜冷丁"可缓解片刻。

结石这玩意儿究竟是怎么一回事儿呢？

泌尿系统结石，可以发生在肾、输尿管、膀胱等等，位置随意；石头长相也比较肆意，鹿角啊、桑葚啊；至于材质，什么草酸钙、磷酸盐、尿酸盐……

说到原因，这就有得聊了，这种病多发生在青壮年时期，尤其是外科大夫、司机等这种长时间持续工作，饮水不够的人群较多发生。尿液浓缩，就好比浑浊的黄河水总是能冲刷出越来越大的三角洲一样。尿少，体内残留杂质多，积重难返形成结石。

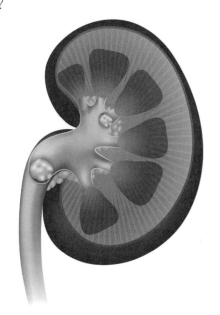

肾结石

二是饮食习惯。饮食无度造成的肥胖以及偏爱咸、甜、荤等重口味的习惯，属性吃货的各位，出来吃迟早是要痛的。对于笔者这枚纯吃货的大夫来讲，现在已经奔走在形成结石的路上了。

除了上面谈到的两条之外，泌尿系统的感染、肾脏的慢性损伤以及遗传因素在泌尿结石的形成上都发挥着各自的作用。

都说不治已病治未病，如何避免得泌尿系统结石就显得比较重要了。

首先，请多喝水！请多喝水！请多喝水！喝水过少会导致尿液浓缩，尿液中的化学物质便会"抱团"，形成坚硬的结石。因此，每天喝足够的水是预防结石形成的最佳办法！尽量多喝水，每天饮水 2000ml 以上，让你的尿量足够冲刷干净残余在泌尿系统的杂质是最简单、方便的预防方法啦。

另外，管住嘴迈开腿，听，外面广场舞的大爷大妈们已经开始行动了。吃上，一定要忍住。控制精制糖类制品、高盐食物的摄入；多吃粗粮、纤维素以及富含枸橼酸盐的食物，如柚子、葡萄等；如果你的尿酸较高，少食高嘌呤食物，像蛤蜊等海产品。

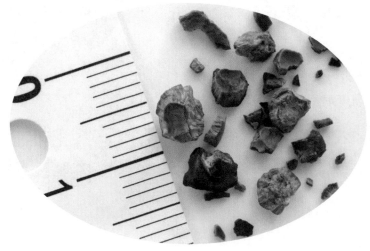

取出的结石

最后，如果你泌尿系统有基础疾病，一定要积极就诊，以防日后不慎中招，像这位大哥一样扶墙来院。

目前治疗结石的方法有很多。

（1）病因治疗：少数病人能找到结石的病因，如甲状旁腺功能亢进，只有切除腺瘤才能防止结石复发。

（2）药物治疗：结石小于 0.6cm，并且比较光滑，结石以下无尿路梗阻时可采用药物排石治疗。

（3）体外冲击波碎石：肾结石、输尿管上段结石小于 2cm，可以考虑"打石头"治疗。

（4）经皮肾镜取石术：适用于鹿角形复杂结石，大于 2cm 的结石，体外冲击波治疗失败的结石，以及位于第 4 腰椎以上较大的输尿管结石。

（5）输尿管镜取石术：适用于输尿管中下段结石。

（6）其他手术方式比如腹腔镜下输尿管切开取石等。

如果仍有困难，笔者只能说，兄弟，你的结石挺奇葩啊，一看就不是路边货。先忍忍，咱马上预约手术，就不信治不好它。

最后，一句话总结提醒，多喝水，少贪食，你还是当初那个如风驰骋的少年。

⑲ 石劫

——一颗结石的成长故事　　　　吴　晖　吕泊宁

这是一条清澈见底的小河，澄黄澄黄的河水欢快地向前流淌着。河边立着一块小碑，上面有力地刻着3个大字——肾盂河。

今天我们故事的主角，就出生在这条河里。起初，它只是肾盂河底下的一滩淤泥，但在历经了三场劫难之后，终于成长为一颗结石。下面我们就来看看他所讲述的自己的故事。

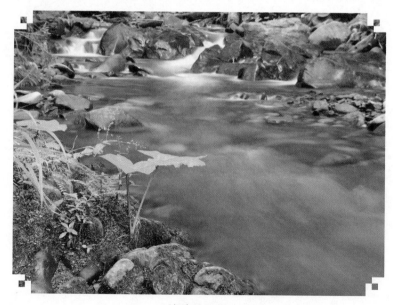

流淌的河水

◎序

我本没有意识，不知自己在河底躺了多少年月。我本没有耳目，只能靠着河水的流动来感知周边的世界。我最开心的时刻就是成群结队的钙离子游过我身边的时候，因为总会恰巧有那么 1～2 个钙离子被吸附到我的身上，使我显得不那么孤单。经年累月，它们逐渐融入了我的血肉，成为了我身体的一部分。神奇的是，我的眼前不再是漆黑一片，而是有了一丝丝的光亮。我寻着那一丝光源向前漂着，不想这却是我劫难的开始。

◎第一劫：钙潮

小河的源头是一个叫做肾小盏的小池子。我努力地睁开眼睛，朦胧间，看到了一排肾乳头正向着池子里分泌着液体。"这也许就是我出生的地方。"我傻傻的想到。忽然间，肾乳头内传来了一阵轰鸣声，仿佛火山将要爆发一般。我大感不妙，马上转身向着远处逃逸，但已然来不及了。大量的河水喷涌而出，捎带着千千万万的钙离子。我心想，主人今天一定是喝多了 AD 钙奶。我被吞没在钙离子的潮水中，拼命扶着岸边，防止自己被卷走。

一阵一阵的钙潮冲刷着我的身体，我艰难地挺着，却惊喜地发现自己逐渐变得耳聪目明起来⋯⋯

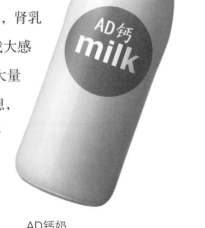

AD钙奶

◎第二劫：酸雨

主人在看电视的时候，外边经常会传来一句广告词：儿童发育要补钙。以前的我爱理不理，现在的我却对这句话深以为然。自上一次沐浴了钙潮之后，我就发现自己长高了不少，视力也达到了5.0。我自然不肯放过这个机会，借着强健的体魄，我时常往返于肾盂和肾小盏之间，为的是欣赏沿途的风景。不过，每次我去周边游的时候，主人似乎并不是很开心，总是发出"哎哟哎哟"的叫声，听着还挺瘆人。

这天，天空中飘起了小雨。起初，我对此不以为然，心里想着男子汉大丈夫打什么伞。但是当雨水像利剑一般穿透了我的身体之后，酸、痒、胀、痛的感觉便不断袭来。我的身体发出"吱嘎吱嘎"的响声，仿佛随时都可能爆体而亡。我强忍着痛意，终于在七七四十九天之后，我的身体变得异常坚硬起来。后来我才知道，雨水中包含一种叫做草酸盐的物质。此刻我想起了张宇的一句歌词：

> 拖着这一身膘子，显然游泳对我来说不再是一件轻松的活儿，于是我干脆找了一个地方，安安静静地做一个美男子……

◎第三劫：死水

自从不能自由行动之后，我的日子变得愈发无聊起来。除了吃和睡，我开始靠着每天看河水的流动来打发日子。渐渐地，我发现河水的流动偶尔会变得迟缓许多，有时候甚至会持续好几个小时。我猜想很有可能是因为主人最近工作繁忙，养成了憋尿的习惯。因为少了河流的带动，顽皮的钙离子们开始不断地向我游来。再加上这些天天气不好，老是飘起小酸雨，我的尺寸又大了一圈，并且呈现飞速增长的趋势。终于在一个夜黑风高的夜晚，我阻断了这条小河，因为……我太大了。上游开始变得洪水泛滥起来，即使拓宽了河道，也无济于事。我真想挪一挪身子，却发现此时自己已是有心无力。

2017年某日，天空中突然传来一阵焦急的呼喊声："医生，快，快，快帮我把这块石头给弄掉吧！"我无法说话，不然我真想大喊一声。

当然，直到现在我才知道，仍有一场劫难在等待着自己……

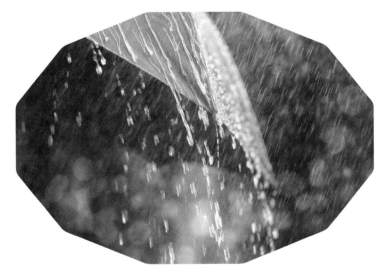

细雨沥沥

◎结石的预防

结石这病，真的是很好地印证了"病从口入"这句话。因为结石的预防，我们多数时候都可以从吃和排这些方面下手。

（1）调节饮食：维持饮食营养的综合平衡，避免过分摄入其中一种营养物质。对于草酸盐结石的病人来说，应该要限制浓茶、菠菜、番茄、芦笋等的摄入，因为这些食物中富含草酸，会促进结石的生成；对于高尿酸的病人，要尽量避免食用动物内脏，毕竟它们含有大量的嘌呤，而嘌呤可以代谢产生尿酸；当然，对于吸收性高钙尿症的人来说，限制钙的摄入量才是王道，但其他含钙尿路结石的人不推荐这种做法哦。

（2）大量饮水：喝水可以增加尿量，稀释尿液的浓度，减少晶体的沉积。而对于已经形成结石的患者来说，喝水亦可以促进结石的排出。除了在白天多饮水以外，夜间也推荐加饮 1 次，保持夜间尿液的稀释状态。

（3）少憋尿：憋尿延长了尿液在体内的滞留时间，这无疑让更多的晶体沉降下来，促进结石的形成。因此无论工作多忙，也请不要忘了上厕所。

（4）特殊性预防：在进行了完整的代谢状态检查以后，可以采用以下预防方法：草酸盐患者口服维生素 B6，减少草酸盐的排出或口服氧化镁增加尿液中草酸的溶解度；尿酸结石的病人口服别嘌醇和碳酸氢钠，以抑制结石的形成。

最后，笔者在此祝大家在吃好的同时，也能远离结石的生成。

五彩灵石何处寻

余永波

女娲炼石补天处，石破天惊逗秋雨！

◎01

话说盘古开天辟地之后，水神共工造反，与火神祝融交战。共工被祝融打败了，他气得用头去撞西方的世界支柱不周山，导致天塌陷，天河之水泛滥。女娲不忍人类受灾，于是炼出五色石补好天空，折神鳌之足撑四极，平洪水杀猛兽，人类始得以安居。不过，还剩下了一块五彩石该怎么处理呢，于是女娲又想到了一个办法，五彩灵石凝聚天地之灵气，正好她还从事着另外一项工作——造人，带有灵气的五彩石如果能融入到人体中，那以后人类是不是就更有灵性，体格更加健壮呢。于是，她把这种想法应用到实践中。果不其然，此后造出来的人一个个生龙

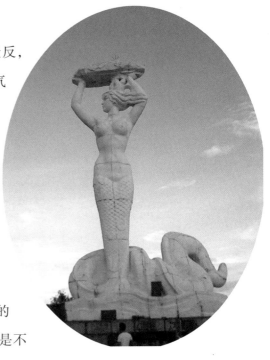

女娲补天

活虎，灵动十足，有着更加强大
的繁殖能力，人类也不再需要她
用自己的灵气来制造。就这样一
直繁衍了千秋万代。

◎ 02

女娲的本意是好的，可是经
过了数千年的繁衍，五彩灵石的
灵气因为世代传承而逐渐流失，
原本存在于人体的灵石逐渐发生
了变化，成为了给人们带来某些
疾病的根源。

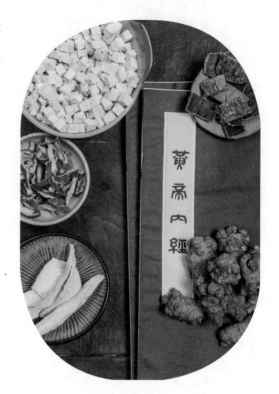

黄帝内经

◎ 03

直到公元前 26 年，《黄帝内经》以及后来华佗在《中藏经》中记载
"淋""石淋"和"砂淋"，从此，人类终于见到了现实中的五彩灵石，可是
它已灵气全无，沦为"废石"，或许连女娲也没有想到过会是这种结局吧。

◎ 04

转眼到了 19 世纪中叶，德国 Simon 首次成功实施了肾切除术治疗肾结石。19世纪末膀胱镜和X线诊断技术得到了发明和应用。1979年瑞典的Fernstorm和Johansson首次采用经皮肾镜取石术去除肾结石。1980年德国Chaussy开始采用体外冲击波碎石术治疗尿路结石获得成功。

当代人民勤劳勇敢，既然能把泌尿系统的结石从身体取出来，必然会对结石进行分析，分析的结果就是下面的"五灵"。

"五灵石"对比项	草酸钙结石	磷酸钙结石	磷酸镁铵（鸟粪石）结石	尿酸结石	胱氨酸结石
质地	硬	易碎	易碎	硬	韧
表面	粗糙	粗糙	粗糙	光滑	光滑
形状	不规则，呈桑葚样	多鹿角样	多鹿角样	颗粒状	蜡样
颜色	棕褐色	灰白、黄、棕色	灰白、黄、棕色	黄色、红棕色	淡黄、黄棕色
原因	碱性尿多见	感染和梗阻	感染和梗阻	尿酸代谢异常（痛风）	遗传
尿路X线片	不透光	多层现象	多层现象	透光	半透光

◎05

发现这些秘密之后，就等于发现了"女娲炼石"的秘密，就有机会来逆转过程以治疗，甚至预防结石的发生。虽然结石几乎全为混合成分，但是主要成分还是上述"五灵"，我们依然有办法对付，比如对于尿酸结石，我们可以口服枸橼酸氢钾钠或碳酸氢钠碱化尿液以及口服别嘌醇来减少尿酸的生成，使其无法形成石头。胱氨酸结石也可以碱化尿液来治疗，并可口服卡托普利来预防。与感染有关的结石可以口服抗菌药控制感染，口服氯化铵酸化尿液，应用脲酶抑制剂，可以控制结石长大。还有通吃的方法：大量饮水。

◎06

如果说这些还不够对付"五灵石"的话，那还有远程微波炮（体外冲击波碎石），利用透视眼（多用 B 超）寻找石头并定位，确定石头不是太大（直径小于 2cm），并且下流管道通畅，那就瞄准目标，一串连珠炮轰过去，让石头碎成渣渣，顺流而下。

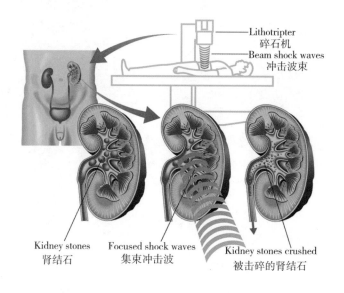

Lithotripter
碎石机
Beam shock waves
冲击波束

Kidney stones
肾结石

Focused shock waves
集束冲击波

Kidney stones crushed
被击碎的肾结石

体外冲击波碎石

◎07

如果还是不行，我们还有办法。人体本身有许多自然管道，我们要利用起来办大事，比如输尿管硬镜或者软镜可以沿着泌尿通道逆流而上，找到梗阻的位置（多适用于肾盂以下的结石梗阻），一串激光横冲直撞，如同表演胸口碎大石，那所谓的"灵石"就只有形神俱灭的下场。

◎08

如果到了这一步，还是不能除尽体内顽石（肾内），没有关系，方法总比困难多。我们可以利用透视眼（多用 B 超）定位，找到顽石所在，对准目标，经皮肾穿刺，通畅道路，将顽石抓出或者"不听话的大块头"打碎抓出或使其随波逐流（经皮肾镜取石术）。

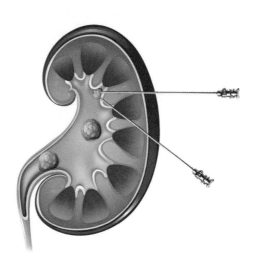

经皮肾镜取石术

◎09

我们的办法应有尽有，还有经腹腔镜，开放手术等等后备力量，除非不得已，否则不轻易使用。

◎10

看到我们有如此多的办法来解决女娲也意料不到的麻烦，估计女娲在世的话也会为我们感到欣慰吧。

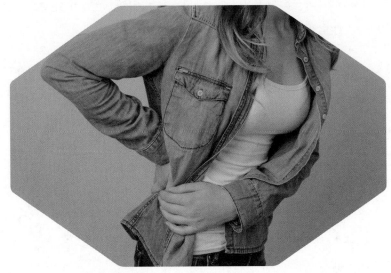

会窒息的痛

㉑ 老司机之结石篇：会窒息的痛

余永波

货车公交　瞪着眼眺望

看灯火模仿　穿梭的星光

终于到达　却更悲伤

一辆车完成　一生的梦想

你总说　结石还很多

不信你等着

以前我不懂得

长了结石　会如此痛

开车时会窒息的痛

痛在我身上所有角落

开你爱的车会痛

停你的车会痛　连沉默也痛

颠簸时会窒息的痛

它流在尿液中来回滚动

后悔不停车会痛

停不稳也会痛

想尿不能尿最痛

…………

老司机的成名绝技——一言不合就开车!

其实,他们老开车也不是个办法,常年开车的老司机们,一般都会与泌尿外科打交道,前列腺炎、泌尿系统结石等常常会垂青于老司机。虽然都是些小问题,但往往也可以导致大麻烦。今天就来说说老生常谈的泌尿系统结石。

老司机,整天驾驶车辆,因不容易上洗手间,而要限制饮水,久而久之就练出了过硬的"憋尿功"和"耐旱功",使体内的废物不能排出,堆积变成泌尿系统的结石。

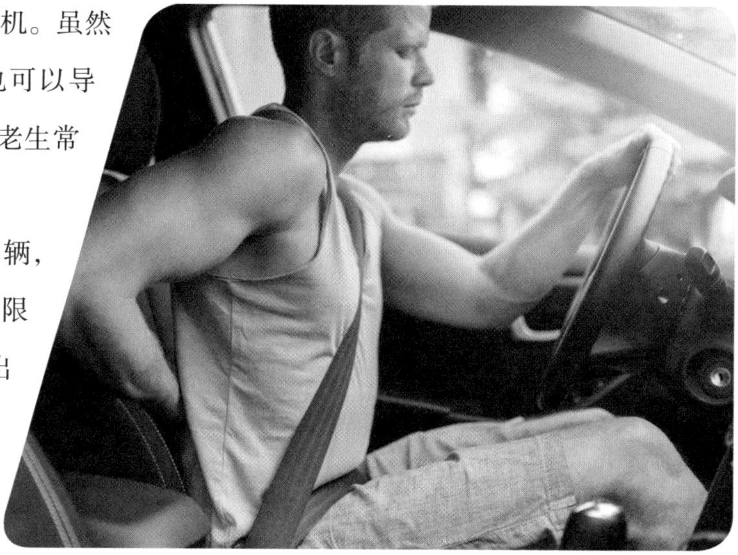

随时发作的痛

科普知识

泌尿系统结石可见于肾、膀胱、输尿管和尿道的任何部位。但以肾与输尿管较常见。

临床表现

肾与输尿管结石的典型表现为肾绞痛与血尿，尤其输尿管结石，可以让一个八尺大汉就地打滚，跪地求饶。在结石引起绞痛发作以前，病人往往没有任何感觉，可由于某种诱因，如剧烈运动、劳动、长途乘车等，突然出现一侧腰部剧烈的绞痛，并向下腹及会阴部放射，伴有腹胀、恶心、呕吐、程度不同的血尿。

诊断

可根据临床症状初步诊断，然后借助实验室或影像学有选择性地检查。肾、输尿管结石常采用超声检查，也可以行影像学检查，如X线、CT等。

治疗

泌尿系统结石的治疗应根据结石的位置、大小、下游管路情况等选择适当的方法。可选用的方法有体外冲击波碎石（ESWL）、经皮肾镜取石术（PCNL）、输尿管镜取石术（URL）、腹腔镜输尿管取石（LUL）、经尿道或膀胱镜碎石或取石、开放手术、药物治疗等。

预防

（1）大量饮水：成人（尤其老司机）24小时尿量要在2000ml以上，

对任何类型结石病人都很重要。

（2）调节饮食：综合平衡，避免单一。根据结石成分调节饮食结构，决定预防结石的饮食。①尿酸结石应采用低嘌呤饮食；②胱氨酸结石应采用低蛋氨酸饮食；③水果、蔬菜能使尿液转为碱性，对防止感染尿酸和胱氨酸结石较好；④肉类食物使尿呈酸性，对防止结石产生较好；⑤对磷酸结石采用低钙、低磷饮食，含钙肾结石宜避免高钙、高盐、高草酸、高动物蛋白、高动物脂肪及高糖饮食。

肿瘤篇

㉒ 了解泌尿系肿瘤，让"肿瘤君"滚蛋吧!

马国峰

不知不觉又到了下午 6 点多，一天的实验终于结束了，换好衣服，吃过晚饭，享受了一下落日的余晖，突然想到自己已经很久没有去电影院看电影了，但是摸了摸自己干瘪的口袋，也就退缩了！此时，突然想到之前错过了《滚蛋吧！肿瘤君》这部电影，据说既励志又搞笑，二话不说就麻溜地回到宿舍在电脑上看了起来。

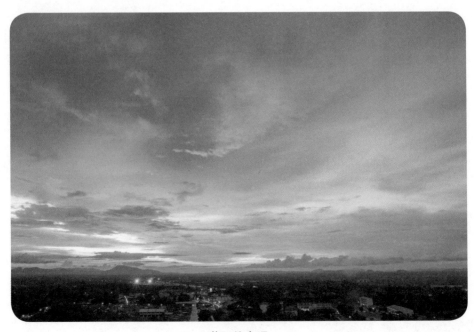

落日的余晖

　　这是一部改编自漫画师熊顿同名漫画的励志喜剧电影，当然原漫画没有看过，看这部电影一方面是想让自己喝些"鸡汤"（感觉最近颓废了好多），另一方面也是想放松一下（哈哈！又在偷懒）。

　　简要介绍一下电影剧情（当然好多人肯定都看过）：29岁生日前那天，我们的女主角熊顿因吐槽奇葩老板而丢了工作，又遭遇极品男友劈腿而丢了爱情，但坏运气并没到头，在生日派对上欢腾过后，熊顿突然晕倒在了自己的房间。那一刻起，熊顿踏上了一段虽然痛苦但仍然充满欢乐，囧事不断的抗癌之旅……从急诊室到血液科再到化疗，她遇到了帅气的梁医生等众多人物，他们每一个人都从熊顿这里获得了一种力量，即便身处人生最艰难的时刻，也一样可以对着命运微笑。

　　看完这部电影，我被女主角熊顿面对人生最艰难时刻乐观的精神所感动。同时也为一个美好生命突然受到肿瘤折磨而感到伤心。作为一名医生，最希望看到的就是患者能够健健康康的走出医院。那么对于肿瘤，我们应该如何预防及治疗？今天在这里，我就普及一下泌尿系统的肿瘤，让大家都能够了解它，让"肿瘤君"滚蛋！

◎肾肿瘤

　　肾肿瘤多为恶性，临床上常见的恶性肿瘤包括源自肾实质的肾细胞癌、肾母细胞瘤以及发生于肾盂肾盏的移行

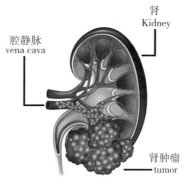
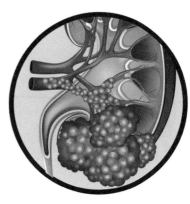

肾
Kidney

腔静脉
vena cava

肾肿瘤
tumor

肾癌

细胞乳头状肿瘤。其中肾母细胞瘤是小儿最常见的恶性肿瘤。

肾肿瘤最主要的症状是血尿、腹内肿块和腰部疼痛。因此当一个成年人出现无痛性血尿时就需要引起注意，看是否有肾肿瘤的可能。对于幼儿肾母细胞瘤腹部肿块是其首发症状，所以幼儿有肿块就需及早诊查。

肾癌最常用的诊断方法为 B 超或 CT 检查。外科手术为其主要的治疗方式。肾癌对放疗、化疗均不敏感，术后也可以采用生物制剂干扰素 –α、白细胞介素 –2 等免疫治疗，晚期转移性肾癌也可以用分子靶向药物酪氨酸激酶抑制剂来治疗。

◎膀胱癌

膀胱癌是泌尿系统最常见的恶性肿瘤，通常所说的膀胱癌就是指膀胱尿路上皮癌，其高发年龄为 50～70 岁。吸烟和职业接触芳香胺类化学物质是较为明确的两大致病危险因素，其中吸烟是目前最为肯定的膀胱癌致病危险因素。

大多数膀胱癌患者最初的临床表现是血尿，通常表现为无痛性、间歇性、肉眼全程血尿，有时也可为镜下血尿，因此对于 40 岁以上出现无痛性肉眼血尿，应考虑到泌尿系统肿瘤的可能性，特别是膀

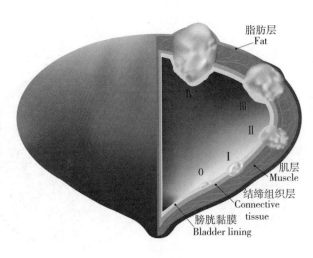

脂肪层
Fat

肌层
Muscle

结缔组织层
Connective
tissue

膀胱黏膜
Bladder lining

膀胱癌

胱癌。

　　膀胱癌的检查方法包括影像学检查和膀胱镜检查，其中彩超、CT、膀胱镜检查是诊断膀胱癌的最主要方法。其治疗主要为手术治疗，同时给予术后膀胱灌注治疗。

㉓ 莫以症小而不为

孙宁川

◎ 01

你终于明白安稳的生活是多么宝贵，窗外的雪松和炉火上炖着的汤，满屋的光影和太阳的香，清晨骑单车去逛菜场，夜晚来踏月聊天还歌唱。

睁开眼睛，眼前白茫茫一片。唯独与家里不同的是，我发现我躺在病床上，后脑勺还传来阵阵剧痛。

我开始回想昨天晚上的事情，只记得起身的时候，突然感到身体无力，一头栽了下去。我知道我为什么躺在医院里，我也知道或许我再也离不开这里了。从我开始出现症状，我就没有管过。这是真的，想到一年一度的体检就跟应付一样，走一遍程序也就这样不了了之，我便一次也没有再去过。

我正走神，身边突然传来一个声音，"嘿，老哥，醒了？感觉好多了吧。"我回过头，看了一眼我眼前的这个男人，身型胖胖的，脸上看上去很

寂静的夜

疲惫，"嗯，你好"，我慢慢坐起身，回答道。"你女儿刚被医生叫出去了，你这是怎么了。""膀胱上长了个瘤子，之前没大在意，五六年了。"

看着病房里也没有什么人，我就和他聊了起来。

他姓秦，今年 60 岁了，几天前刚做了手术，把左边的整个肾都切了。他说他现在感觉挺好的，只是责备自己当时为什么吸那么多烟，他身边的老伙计们好几个都得了这个病，他戏谑着说，"省下吸烟的钱加上这个肾现在都能换两苹果手机了，哈哈"。可能到了这个年纪，人总是会为过去的事怀念吧。

而我又何尝不是呢！干了一辈子的油漆工，现在退下来，有时还是会想起当初被油漆呛到刺鼻的那股味。之前有事没事的时候也会拿起烟来吸上两口。

说起我这个病，起初还真没当回事。偶尔有几次尿里会有血，也没有什么其他的症状。后来，一年年的症状加重，排尿出现了问题，动不动往厕所跑，还憋不住，老了嘛，哪个老头子上厕所还没点毛病。就这样，过去了几年，那天洗澡，在肚子下面的骨头那里摸到里面有个肿块，还挺硬的，孩子说让我到医院查查，我琢磨着没事就没管它。直到最近，感觉身体越来越差了，腰这里也开始痛，腿也开始肿了。

然后，我就来到了这里。

那天晚上，我女儿语重心长地和我说，"医生说你现在肿瘤已经浸润到了肌层，建议你尽早做手术，需要将整个膀胱切掉。如果早带你来的话，或许只需要做个小手术就好了。"我点了点头，没有再说什么。

想到老秦说过的话，"现在也挺好。"我微微地挑了下眉。

我知道此刻我依旧能活着已是奇迹，不要求多大的好转，只是为自己当初的忽视感到无奈。或许真像医生说的那样，我将自己的命运交给了上帝，他却累得无暇顾及。

"能活到现在确实也挺好的吧。"我不禁笑了笑。

◎02

这天，病房里迎来了久违的收拾东西的声音，是一个男的，年龄看着比我大一些，被护士护送进来，身边站着她女儿。

"你爸这是怎么了？"我问道。

"在家里晕了，还好我回去得早，现在已经没大有事了。"

"那就好。没事就好。"

等她收拾好东西，就被医生叫过去了，应该是说说他爸爸的病情吧。我无聊地拿起了报纸。突然，听到身边有活动的声音，"嘿，老哥，醒了？感觉好多了吧"。

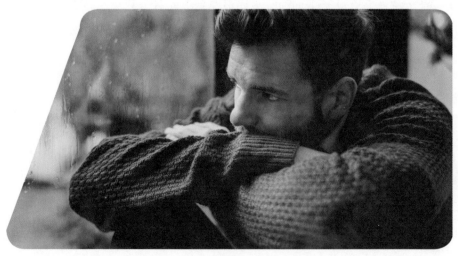

无奈

　　显然，他刚醒，对现在这个环境还很茫然，听到我叫他，他很有礼貌地坐了起来，回答道："嗯，你好。"

　　"你女儿刚被医生叫出去了，你这是怎么了。"

　　听到他女儿在，他似乎宽心了很多，便和我聊了起来。

　　他是膀胱癌，而我是肾癌。

　　我们聊了很多，发现他和我很多地方都很像，一样吸烟，一样有尿血，只是我的症状貌似比他还要严重一些。我一开始就发热，血压还经常升得很高。腰这里能摸到个肿块，很多时候还会感到隐隐作痛。见症状一直不见好转，我便决定到医院来看看。拍了个 CT，被告知在一侧肾上长了个肿瘤，目前最好的治疗是做肾根治性切除，除了没了一个肾，其他没有太大的变化。

　　这病我知道，身边很多老战友都得了这个病。他们现在都活得挺好的。所以听到的时候，我也并没有感到特别害怕。

　　当我对他说，"我这不刚切了一个肾，现在也挺好的"的时候，他笑了笑，便没再说话。

　　那个夜晚，我听到她女儿和他谈论尽早手术的事，他当即点了点头，没有一丝犹豫。

　　我知道你当时就已经下定了决心。

　　生活终究还要继续，而我们仍是被上帝拉了一把的人。

㉔ 手心里的毒蔷薇

吴 晖

大家好，又到了大话泌外时间。

今天我们要来谈谈"肾盂癌"。

不过在此之前，小编要给大家讲一个故事。

◎桃源村

> 柔情似水，佳期如梦，忍顾鹊桥归路。两情若是久长时，又岂在朝朝暮暮。
>
> ——苏轼《鹊桥仙》

桃花源村，流水潺潺，仿若一片与世隔绝的净土。

桃花河边，不远处传来一阵孩童的嬉闹声。只见一对三四岁的童男童女正在小树丛里嘻嘻哈哈地追着一只小猫跑。小男孩名叫庞光（膀胱），而小女孩尚未起名，只因姓沈，于是庞光总叫她沈儿（肾）。说来也巧，他俩是同一天出生，两家人又是邻居，于是便顺理成章地成了青梅竹马。

两小儿嬉闹着，一闪神间，沈儿不小心被路边的小石块绊倒，腿被磕得青一块紫一块。她倒在地上，"哇"的一声哭了出来，哭声引得庞光停下了脚步。庞光走了过来，用双手擦了擦沈儿脸上的眼泪，然后静静地陪在她的身边。

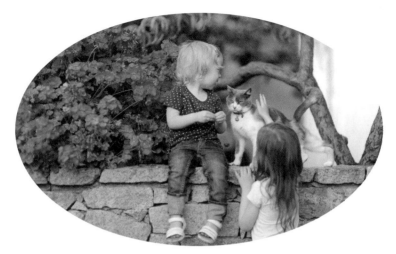

两小无猜

在之后的岁月里，这对小人儿相伴成长。每当沈儿遭遇到委屈，伤心哭泣时，庞光总会用他的双手轻轻擦去她的眼泪，然后默默地陪伴在她的身边。

十几年岁月转瞬即逝，沈儿此时已出落得亭亭玉立，而庞光也成了一位高大英武的青年才俊。正是男大当婚、女大当嫁的年纪，心中的那一丝情愫也渐渐升华成了爱情。这天，庞光和沈儿许下海誓山盟，两人终于共结连理。

庞光在桃源村的一处僻静之所买下了一块农田，和沈儿在此过着日出而作，日落而息的生活。平平淡淡的生活里洋溢着满满的幸福。

◎毒蔷薇

这天，庞光赶集回来，路过一片灌木丛时看到了一朵鲜艳美丽的花。想到沈儿在家农作，平时总是素面朝天，便决定摘来这朵鲜花戴在她的头上。这朵花一定能为她增添一抹亮色，他的心中这样想着，把手伸向了花，不想这花满身是刺，扎了他一手的血。庞光强忍着痛意，

带刺的玫瑰

把花捧在手上，向家走去。

此时已近日落时分，沈儿在家焦急地盼望着丈夫回家，但一直都没有等来。于是她出门寻找，终于在一条小路上找到了昏迷倒地的庞光。此刻的庞光满手是血，倒在地上不知是死是活，手中却紧紧地攥着一朵鲜红的花。沈儿赶紧跑去桃源村，请来了村里的名医老牛。牛郎中走到庞光身旁，看了看他的样子，风轻云淡地说道："是因失血过多所导致的昏迷，要在家静养多日。"他又瞟了瞟庞光手上的花，继续说道："此花乃毒蔷薇，本身不带毒性，但花香能夺人性命，你务必扔掉它。"但此时的沈儿只焦急着丈夫的病情，并没有听清牛郎中后半句话。

接下来几日，沈儿一直都在丈夫的身边照料着他，庞光的气色也一天天好了起来。为了讨他欢喜，她在头上戴上了庞光摘来的毒蔷薇。庞光见了，连连夸她好看。家里恢复了往日的欢声笑语，却并没有人发现，沈儿的身形日益消瘦。

这天庞光下地干活，回来时却发现沈儿并没有出门相迎。他喊了几声，无人应答，便进门去寻找。终于，他在伙房里发现了沈儿。她面色发紫，气若游丝地倒在地上。庞光夺门而出，去找牛郎中，可待到他带着郎中赶回来之时，妻子已经撒手人寰。牛郎中在一边叹息着："汝不听我言，实乃悲剧。"而庞光则跪在妻子的尸体旁，嚎啕大哭着，只是再也听不到她的回应……

◎趣解读

在我们的日常生活中，膀胱和肾真的像极了一对青梅竹马的伴侣：同属泌尿系统；一个产尿，一个储尿，中间的输尿管是连接它们的桥梁。

前面的文章中，我们的男主人公庞光会伸出双手为沈儿妹妹擦去眼泪。这里其实是笔者把我们体内的情况给拟人化了。看看右图：

是不是很像膀胱伸出两只手臂（输尿管），用手掌（肾盂）来接住肾流下的眼泪（尿液）呢？明白了它们之间基本的关系，那我们就再拉近一点点看肾盂：

肾盂是连接输尿管和肾的部分，也是肾盂癌所发生的部位。小编在文中将它比作一朵带刺的毒蔷薇，将男主人公的手（肾盂）扎的满目疮痍，血流不止（血尿）。的确，在肾盂癌的临床表现中，最为明显的就是间歇发作的无痛性肉眼血尿，如果大家发现有这样的症状时，千万要去医院就诊。另外，肾盂癌有时候还会扩散至肾实质以及周围组织，最终造成了沈儿的惨死。

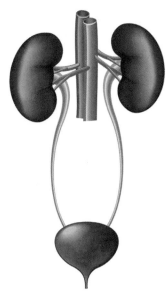

泌尿系统

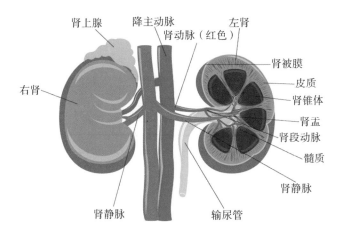

肾脏解剖

◎彩蛋

那么我们遭遇肾盂癌就完蛋了吗？

别慌，我来给大家上点干货。

就在今天，咱们青医泌尿外科的老师们完成了一台高质量的肾盂癌根治手术。让我们一起来看看到底是怎么回事吧？

病例概况：81岁老人，身体差，合并高血压、冠心病等。肾盂饱满充实，瘤体巨大。被多家医院以年龄大、手术风险高拒诊。

在前文的故事里，牛郎中未能救活我们的女主人公，这给我们留下了些许的遗憾。

但在现实中，这位81岁的老大爷很幸运地遇到了另外一位牛大夫：在牛海涛教授以及他的团队的努力下，成功地对他进行了腹腔镜肾盂癌根治性切除术，术中出血100ml。

肾盂癌是指发生在肾盂或肾盏上皮的一种恶性肿瘤，占所有肾肿瘤的10%左右。多数为尿路上皮癌，少数为鳞癌和腺癌。肾盂癌最重要的症状为无痛性肉眼血尿，诊断的主要依据是影像学检查如CTU可见肾盂充盈缺损等，对肿瘤临床分期和制订手术方案有很大的价值。肾盂癌治疗以手术为主，辅助放、化疗进行治疗。手术目前一般是腹腔

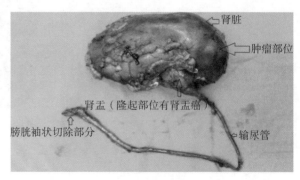

肾盂肿瘤标本

镜或者更先进的达芬奇机器人行根治性肾切除，以及患侧全长输尿管及输尿管口周围的膀胱壁一并切除。术后对膀胱进行常规化疗预防膀胱肿瘤的复发，术后需终生复查。

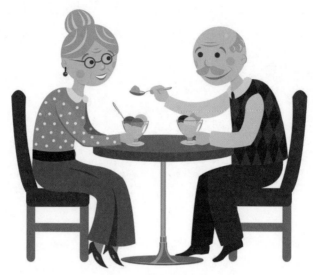

一生有你，相伴到老

 余生有你，天荒地老

马国峰

吃过晚饭，她起身去厨房收拾碗筷，他匆匆忙忙地进了卫生间。也不知道什么时候，开始出现尿频、尿急，他以为这是因为上了年纪出现前列腺增生的原因，所以一直没有理会它。

"要不咱去医院看看吧？"她在厨房里，听到门关的声音后，大声地对他说道。

"没事，看什么看，上年纪的人都有，去医院浪费时间。"他头也没抬一下。因为对于他来说，他必须要努力工作，才能为她营造一个舒适、安心的家。

从相识、相恋、结婚到现在已经过了 30 多年，一路上有过争吵，但更多的却是她陪伴在身边的幸福。对于他俩来说，世界上虽繁华种种，但唯有彼此无可替代。

时光总会把不该带来的东西带来，留给他一生无奈。

他的尿中开始出现了血。看到他日益变得沉闷和疼痛的表情，她已经不能再放任他无视他的身体。在她的强烈要求下，她陪他来到了医院进行检查，她紧握着给她带来无数温暖的手，告诉自己，不会有事的，因为她还要他继续陪着她去看看这个美好的世界。

到医院后，做了彩超、CT、膀胱镜的检查，在那段漫长的等待里，检查结果出来了：膀胱癌。此时的她感觉就像天塌了一样，她的泪水开始像决堤的洪水一样，止不住地流了下来。她恳求医生一定要治好他。因为没有他，她的整个世界也没有了意义。

在病房里，他躺在医院的床上，而她坐在床边的椅子上，她牢牢地抓着他的手，看着眼前这位经岁月洗礼的男人，一个她的存在只为等他出现的人，她是多么希望时光能倒流，返回到她们刚相恋的时光，那时候的她就像小鸟一样依偎在他的身旁，因为他，冬天也变得温暖起来。

接下来的几天，医生开始为他制订治疗方案，告诉她要手术，术后还要采用膀胱灌注治疗。

有时候她会怪他不愿意花费心思在罗曼蒂克的事情上，而以此为由找茬吵架。而现在她可以不要鲜花，不要烛光晚餐，不要摩天轮，不要听突如其来的"我爱你"，只希望他能够在她的身边，两个人能牵着彼此的手走完一生。

终于到了手术的那天，她在外面焦急地等待着，她不断地祈祷上天，祈祷上天能够让他平平安安的，哪怕是缩短她的寿命。

手术室的门打开了，一定是上天被她感动了，他的手术非常成功。好像已经好久没有像这样天天黏在一起了。

她拉着他的手，他看着眼前的她，温柔地对她说："辛苦你了。"此时她的泪水又不争气地流了下来，她轻轻地捶了一下他的胸口，说："因为是你啊。"

余生有你，天荒地老。

 ## 科普知识

膀胱癌是我国目前泌尿系统最常见的恶性肿瘤，今天带大家来了解一下膀胱癌。

（1）膀胱癌的症状：膀胱癌在早期几乎没有什么症状，只有肉眼可以观测到的血尿现象，此症状是膀胱癌的"红色警报"，几乎每一位膀胱癌患者都有的现象，当身体出现这种异常症状时应该及时诊断，找出原因对症治疗。

（2）膀胱癌的检查：① 超声检查：在行膀胱镜检查前，行经腹超声检查，初步了解泌尿系统的状况，作为膀胱癌的最初筛选；② CT检查：用于膀胱癌的诊断与分期，了解肿瘤浸润膀胱壁的深度，以及盆腔和腹膜后有无转移；③ 膀胱镜检：是诊断膀胱癌最重要而不可或缺的方法，所有怀疑膀胱癌的患者都应行膀胱镜检查，必要时行膀胱镜下活检。

（3）针对膀胱癌的治疗：膀胱尿路上皮癌分为非肌层浸润和肌层

浸润性尿路上皮癌。非肌层浸润性尿路上皮癌患者多采用经尿道膀胱肿瘤电切术，术后膀胱灌注治疗预防复发。肌层浸润性尿路上皮癌和膀胱鳞癌、腺癌患者多采用全膀胱切除术治疗加尿流改道。转移性膀胱癌以化疗为主。

(26) 成 魔

孙宁川

　　我在两地交界处的树林里，坐了下来。会想起这片树林是我和哥哥小时候一起玩耍的地方。曾经还为它是否是三边的形状而争论不休（膀胱三角区）。可如今，这里再也没有那些欢声笑语了。

　　忘不了那天，冷光射下，一只巨大的机械手将哥哥抓走后的情景。它在这片田园里肆无忌惮地扫荡着，将我们原来的房子连同我的仁慈全都摧毁了。一想到如果不是当时的我贪玩外出，或许现在我也不会成为孤家寡人了吧。

　　我决定了，我打算在这里开始我的报复。从最初的地方开始最后的终结。

　　这些年我努力让这片三角区恢复以前的模样，这是属于哥哥的土地，那个会每天陪我玩的哥哥，曾经告诉我只要有我的相伴，他永远不会寂寞。那时的我们一起在小溪边，我们拍着手一起跳，溪水溅起的浪花引得一条条鱼儿伸出小脑袋来看。

　　可现在他走了，留下了孤独的我，他可曾在远方想到现在的我是不是寂寞呢？

　　一只喳喳鸟随我走了许久，或许也觉得我可怜，发出嘎嘎的叫声，吓得林子里的鸟儿都飞了起来。

前方是一条漆黑的甬道，那是通向辛涿的路，哥哥告诉我，那里我们不能接近，切记，离得越远越好。这句话我也是在哥哥离去的一个星期后才明白他当时的意思。伴随着甬道不时会冲入很多刺激性的液体（膀胱癌患者后期需要吡柔比星等化疗药辅助），它们有很强的腐蚀性，当时还小的我因为好奇还被烫伤了双手。因为忌惮这些液体的威力，再加上当时家被摧毁得满目疮痍，我只得被迫将在岭山顶端找了个山洞住了起来。

晃眼间，岭山的花开花落，陪伴了我很多年，看着眼前这新建好的家，竟让我觉得这样终此一生着实荒凉。为了远在天边的哥哥，为了这些年来饱受的伤害，我下定决心，从岭山之巅跑了出来。

临行我告诉自己，如果人心太凉，就不要满怀希望。

事实证明，我是正确的。

那些人发现了我，我不知道，它们是怎么知道的，或许是感受到了我的怒气，第六感感觉到危险了吧。它们满带着杀意，眼里闪烁着的红光，那种蛮人冲锋架势似乎想向世人宣告我们才是这里唯一的王一样。

我知道，我在从岭山跑出的一路上，已是元气大伤。现在面对它们，必已招架不住。

我拿出哥哥临终前交代我要找到的珠子，这是我在岭山的山洞里找到的，常年饱受烟火养育（长期接触致癌物、吸烟）。他曾嘱咐说这是几代人攒下的精华，但奈何力量太强，不到万不得已不能强力撬动这颗珠子，很可能会坠入魔道（癌）。成魔就成魔吧，那就用我的鲜血来祭奠吧，我一定要让这些人为他们的无情付出代价。

珠子升起，飘在空中，幻作一个红点，轻轻落在地上，随后变成一朵带蒂的花。慢慢生根，渐渐看不清花儿的样子，只见一团深红色的东西，与周围的土地映照着，视线所及，满是红光。

天色渐渐暗了下来。

待那群自大的蛮夷到来之时，见到这些景象，大地枯裂，树叶凋零。它们不明白几夜之间为何会发展成这样。这是我们的新生命，如果此生我没有保护好这片充满回忆的地方，那么就由我们的孩子来继续我们的使命吧。她们将会在这片田地上生根发芽，享受一生的荣耀。

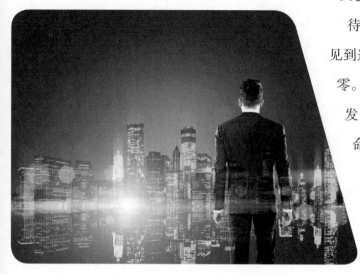

静思回味

这样想着，我慢慢闭上了我的眼睛。

膀胱癌作为泌尿外科常见恶性肿瘤，在手术治疗后，往往需要向膀胱内灌注像吡柔比星、卡介苗等化疗药物，目的就是为了防止膀胱癌的复发。这篇文章笔者主要针对膀胱癌的这一特性展开描述，将膀胱癌弟弟在面对哥哥离世后的对哥哥的思念和在艰苦生活下，展开对人类的斗争，使膀胱癌一步步地传承下去，至死不休。

当然了，笔者这里还是夸张了一些，目的只是给大家普及膀胱癌非常容易复发。在手术后通过药物化疗可以大幅度降低膀胱癌的复发概率。所以膀胱癌患者手术结束后一定要按医嘱规律膀胱灌注化疗。同时一定要定期复查，一般是高危患者推荐前两年每3个月行1次膀胱镜检查，第3年开始每6个月1次，第5年开始每年1次直到终身；低危患者如第一次膀胱镜检查阴性，建议术后1年时行第二次膀胱镜检查，之后每年1次直到

第 5 年；中危患者随访方案介于两者之间，依据患者个体预后因素和一般
情况决定。

　　笔者在此希望，身边亲人有受膀胱癌煎熬的朋友，一定不要气馁，与患
者一起共抗困难，勇往直前。

㉗ 逗你玩

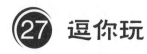
——单口相声表演　马三立　　　　　　　　　孙宁川

　　马三立，我国著名相声表演艺术家，
2003 年因膀胱癌于天津去世，享年 89 岁。

　　马三立老师以 3 年的时间经历了膀胱癌
带来的人生转变，也让喜爱马三立老师的粉
丝们开始痛恨和知晓膀胱癌这个病。今天笔
者想借马三立老师的相声——逗你玩，谨以
此文祭奠马三立老师，同时也让大家从心里
认识到戒烟是多么的重要。

　　于是笔者开始幻想着马老在 2001 年的
那场告别演出。

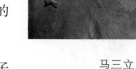

马三立

　　舞台上灯光渐渐暗了下来，一阵搬桌子
的嘈杂声之后。随着光线重新亮起，一位老者映入我们眼帘。只见他两鬓斑
白，脸上的皱纹刻出的一条条纹路在灯光下显得格外清楚。瘦骨嶙峋，面色
苍白。本就瘦弱的他在此刻显得格外单薄。

　　这是马老患癌后的第一次演出，很可能也会是最后一次。想到这里，笔
者不禁心生惋惜。

　　突然，脑海里飘过马老的声音。笔者猛的回过神来，果真开始了。

几句寒暄过后，马三立老先生清了清嗓子，以他那独有的嗓音开始讲诉起来。

咱们应该在自己的行为安排上注意，工作上呢，注意橡胶、油漆的味，那味呛。生活上呢，少吃熏肉、咸菜。平时哪不舒服，及时上趟医院，查出个结石、炎症、息肉啥的也别不管喽。

你觉得自己年轻，余生尚久，那可不行，应当注意。外出，外衣兜里不要放烟，要不到时候你见别人吸烟，你给别人，你说你自己不吸，那也没人信。你要是吸吧，呛了自己一口，装酷耍帅没装成，丢自己面子。

你要说现在人哪有不吸烟的，你四处瞅瞅，银行里，商场里，公交车，连那派出所里，那都是贴着标语，此处是禁烟区，禁止吸烟。这不光是情面上的事了，白纸黑字写得清楚，要说谁不认字，这几个字光混个眼熟也知道是啥意思。

想当年，林则徐虎门销烟，挨家挨户搜，烟草、烟斗敛了一大堆，又怕丢，得老在外面看着，这回着急上个厕所，旁边刚好过来个小孩，就寻思着先让他看着吧！孩子又太小，五岁，傻吧又不傻，机灵又不机灵，也没干过。突然被人叫住了，就站着不动了，跟他说，"娃在门口看会儿，门口放着烟草呢，看小偷，别让小偷偷去了。看见了喊我，别动，有事叫我。"老林就急忙去厕所了。

小孩就在门口看着，待着也不动，老实。

小偷过来了，问小孩，"几岁了？"

小孩说，"五岁了。"

"叫嘛？"

"小虎。"

"小虎，你认识我吗？"

"不认识。"

"咱俩一块玩，我叫逗你玩，我姓逗，叫逗你玩。小虎，答应，叫我。"

"逗你玩。"

"小虎，啊，叫我。"

"逗你玩。"

"行行，太好了。"叫了几句，过去把一捆烟草揣起来了。

"大伯，拿烟草呢。"

"谁呀？"

"逗你玩。"

"好好看着。"小偷又把一捆烟草揣起来了。

"大伯，拿烟草呢！"

"谁呀？"

"逗你玩。"

"这孩子，一会我揍你！看着，别喊。"这下小偷看这情况，直接提着两捆烟草走了。

"大伯，他提着烟草走了。"

"谁呀？"

"逗你玩。"

"这孩子，你老实不老实，一会儿我揍你。"上完厕所，出门一瞅，孩子还站着呢，一看烟草少了好几捆，"咱的烟草呢？"

"拿走了。"

"谁拿走了？"

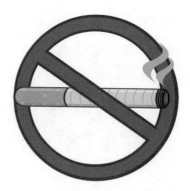

NO SMOKING

禁止吸烟

"逗你玩。"

对于膀胱癌这个病，病因有很多，其中吸烟是可能的诱因之一，大约1/3膀胱癌的发生都跟吸烟相关。

当然，长期接触致癌物：染料、橡胶、皮革、油漆等；膀胱慢性感染与异物长期接触；长期大量服用镇痛药含非那西丁，食物中亚硝酸盐等也与这个病有很大的关系。

对于如今人们的生活环境，膀胱癌常常会出现复发，因而当我们面对膀胱癌，如何治疗膀胱癌就显得格外重要。

目前临床的治疗方法主要根据膀胱癌的浸润深度和肿瘤进展程度来决定。

非肌层浸润性尿路上皮癌患者多采用经尿道膀胱肿瘤电切术，术后用膀胱灌注治疗预防复发。肌层浸润性尿路上皮癌和膀胱鳞癌、腺癌患者多采用全膀胱切除术治疗。

笔者在这里提醒大家，吸烟有害健康，为了让自己远离膀胱癌，还是少抽两口吧。

马三立老师简介

马三立（1914年10月1日～2003年2月11日），中国相声泰斗，擅使"贯口"和文哏段子。马三立在长期的艺术实践中潜心探索，创立了独具特色的"马氏相声"，是当时相声界年龄最长、辈分最高、资历最老、造诣最深的"相声泰斗"，深受社会各界及广大观众的热爱与尊敬。马氏相声雅俗共赏，在天津更是形成了"无派不宗马"的说法。

2000年，马三立先生被确诊为膀胱癌，他于2001年12月8日在天津举办了从艺八十周年的告别演出。2003年2月11日6点45分，马三立因病医治无效，告别了他的观众，享年89岁。

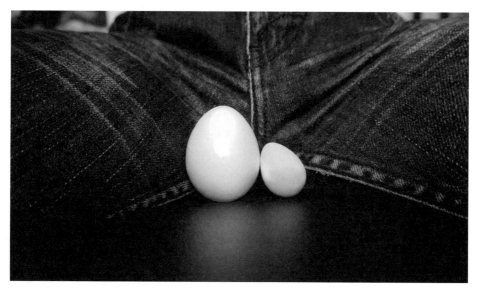

"肿大的睾丸"

(28) 蛋蛋，你胖不起！

余永波

今天我们来说说曾经避而不谈的羞涩话题！谈或不谈，它就在那里，不增不减。

我们所说的"蛋蛋"不单纯指睾丸，还包括它周围的邻居，比如附睾、输精管等，还有它们之间的桥梁，如韧带、血管、肌肉、筋膜等等。

别看它藏在非常隐蔽的地方，个头不大，但是它自成一家，是生殖系统的主要部分，别看它个头小，它可是包含了许多种组织，十分复杂……

正常的蛋蛋，虽然圆滚滚的，看着胖，实则轻巧玲珑，是个灵活的胖子，一旦它让主人觉得它真的很"沉重"了，如同挂上了秤砣，那就大事不妙了。

蛋蛋，你胖不起!

如果蛋蛋超重了，那就太可怕了，因为那基本意味着，它自己再也无法靠减肥回到以前的体格了，"肥胖"还会让它越来越重，并且让周围的"邻居"，甚至远方的"亲戚"也遭殃（肿瘤转移）。它们会胖得一发不可收拾，那可是"吃了秤砣铁了心"的胖，十头牛也拉不回来的胖，只能用手术来收拾它。

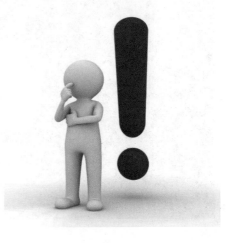

警惕

 科普知识

生活中一定要注意，一旦"蛋蛋"有坠胀感、肿胀或者变硬，那就要警惕睾丸癌了。

（1）超过半数患者常觉睾丸沉重，有时觉阴囊或下腹部、腹股沟牵拉感，当遇有偶然碰击或挤压时，可使疼痛加剧。

（2）极少数患者起病急，突然出现疼痛性肿块，类似急性睾丸炎或附睾炎症状，抗炎治疗后，炎症虽已控制，但有不消失的肿块，此时应警惕睾丸肿瘤的可能。

（3）隐睾的患者在腹部或腹股沟部发现肿块并逐渐增大，常是隐睾发生恶变的表现。

治疗

　　睾丸癌的治疗分为手术治疗、放射治疗、化学治疗以及综合治疗。一旦确定为睾丸癌，尽早行手术治疗（手术为基础），之后根据病理检查结果决定进一步治疗方案。

　　从统计上来看，睾丸癌是被治愈概率最大的癌症之一，尤其是在早期就发现的时候。所以最好经常自检，如果感觉有不对劲的地方，应该尽早就医。

㉙ x博士的缩小药

吴　晖

◎起源

　　X博士是Q市某医院的知名泌尿外科医生。除此之外，他还经营着一家大型医药公司，负责研发治疗泌尿系统疾病的药物。不久之前他的父亲被医院诊断为肾癌，而几天之后将要给他做手术的人就是X博士——因为他是这个城市唯一能做这个手术的人。偏偏这个时候，X博士的新药研发到了瓶颈阶段，他整天泡在实验室里，过着不眠不休的生活。

　　就在这天，他的实验室传出了"轰"的一声巨响，只见他顶着一头爆炸头跑了出来，仰天大笑道："终于成功啦，哈哈哈哈哈！"。原来X博士这几年一直致力于研发一种特殊的药物——缩小药。这种药物能够将人的身体缩小至几个毫米的大小。X博士兴奋地搓着手中淡绿色的液体，想到：这下子，什么肾癌、前列腺癌、膀胱癌都不在话下了。

　　当然，由于还没有开发出缩小药的解药，所以它的样品被X博士锁在了实验室的保险柜里。缩小药的研发，本来是公司里的机密事件，但这天不知是谁说漏了嘴，这个消息不胫而走，传入了对手公司的耳中。

　　在一个夜黑风高的夜晚，一伙黑衣人闯入了X博士的实验室里，撬开了保险柜，拿走了里面的缩小药样品。临走前，他们放火烧掉了实验室。尖锐的警报声响彻了夜空，惊醒了住在附近的 X 博士。X 博士急忙坐上自己的保时捷，赶往实验室。说来也巧，在路上，那伙黑衣人刚好迎面向 X 博士这边跑来。眼尖的 X 博士看到跑在最前面的那人腰间挂着的正是自己的缩小药，二话不说，一脚刹车，把

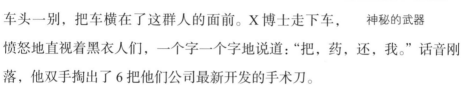

车头一别，把车横在了这群人的面前。X 博士走下车，神秘的武器

愤怒地直视着黑衣人们，一个字一个字地说道："把，药，还，我。"话音刚落，他双手掏出了 6 把他们公司最新开发的手术刀。

X 博士与对方殊死搏斗，放倒了好几名黑衣人，最终却因为力竭而倒在了地上。此时他被敌人团团围住，已是在做困兽之斗。领头的黑衣人挥舞着大刀向他砍来，X 博士一闪，顺势夺走了他挂在腰间的缩小药，迅速打开了瓶盖，一饮而尽。一阵天旋地转间，他晕了过去……

◎救人

X 博士醒来时，发现自己还活着。但此时周围的环境已经发生了巨变，他看见了如摩天大楼般耸立的小草以及大得无边无际的水坑。X 博士挣扎着爬起来，他要赶往医院。明天就是父亲的手术日，而按照他现在的身材大小，恐怕没有一天一夜是走不到医院的。

Q 市某医院手术室里，X 博士的父亲此刻已经被推好了麻醉，静静地侧

躺在手术台上。Y助手在一旁不停地拨打着X博士的电话，但始终无人接听。片刻后助手擦了擦头上的汗珠，深吸一口气，恢复了镇定，示意旁边的学生到他身边帮忙，然后说："开始手术吧。"

划开皮肤、分离肌肉、分开筋膜……Y助手熟练地进行着这一系列操作。在塞入气囊之后，旁边的同学"哼哧哼哧"地用针筒往里面打着气。"好了好了，你打得太卖力了。"Y助手无奈地耸了耸肩。之后，他在X博士的父亲身上又开了两个口子，然后在几个口子都塞上了trocar，通过这种小管道，可以用各种手术器械在腹腔内操作。之后的手术，Y助手以前并没有尝试过，但他打算在今天挑战一下自己。

这时候，手术室的感应门开了，门口空无一人。正当Y助手愣神之际，他的肩头传来了X博士的声音："嘿，小Y，我在这里！"

"X博士，你怎么变得这么小？"

"没时间说闲话了，我们继续手术，把我放到trocar里面。"

X博士顺着trocar滑到了后腹腔里面，曾经十分清晰的解剖结构，此刻变成了一片红黄交接的世界。"脂肪、肌肉、血管……"X博士凭着自己的记忆努力地辨认着各个部位。他在厚厚的脂肪中艰难地往前走着。终于，他在里面找到了"咚咚"跳动着的肾动脉。

"嘿，伙计，帮个忙，给我根血管吊带！"Y助手急忙往里面递了一个吊带。X博士抱着血管吊带在肾动脉上绕了一圈，松了口气：这下可以安心切瘤子了。接下来，他掏出了自己的6把高科技手术刀，如风卷残云般将周围的脂肪组织扫荡着，留出了一个十分开阔的视野。

X博士继续向前走着，披荆斩棘，终于在前方看到静静躺着的肾脏。他爬上了这颗肾脏，四处寻找着肿瘤，在走过一个拐角的时候，看到了一块异样的凸起物。"有三个我这么大，直径大概2cm。"X博士一边用手比划着一边上前。对他来说，这是第一次如此近距离地面对一颗肿瘤。他仔仔细细地绕了一圈，然后开始着手切除……几十分钟以后，里面传出 X 博士略带疲惫的声音："完成了。"小 Y 朝里边看了看，只见肿瘤已经被完整地切了下来，而创口也被很好地缝合了。小 Y 笑着对累瘫在地上的 X 博士说："嘿嘿，看来变小有变小的好处啊？"

X 博士躺在地上，如释重负。他握紧了拳头，感觉自己能做的还有更多……

◎后续

本文取材自 2017 年 3 月青大附院泌尿外科牛海涛教授所做的一台腹腔镜下肾部分切除术。术前利用先进的 CAS 系统对患者情况进行重建，清晰地显示出患者的肿瘤、动脉、静脉之间的关系，为术前手术评估提供了系统的资料。

手术过程中实现了对肾血供的无阻断，术中出血量仅为 70ml。最终完整地切下了肿瘤。

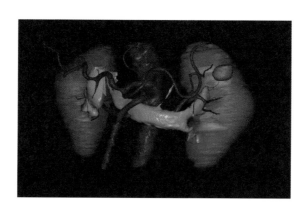

计算机辅助外科手术（computer assisted surgery，CAS）是新的外科手术概念，指利用计算机技术进行术前规划，并指导或辅助进行外科手术。

具有以下优势：2D 影像学资料转变为 3D 可视化模型；具有立体、直观的效果；模拟目标器官的循环状况；对目标器官进行功能评估；允许对组织结构随意拆分 / 切割等；虚拟手术功能；制订个体化的手术方案；可利用手势对 Hisense CAS 系统进行操控；手术导航的作用；手术操作精准化。

CAS 系统是由青岛大学附属医院董蒨院长与海信集团共同研发，为国家"十二五"科技计划课题，具有国际领先水平，并已拿到国家医疗器械产品认证证书，30 多家三甲医院临床使用，完成手术已达 1000 余例。

通过术前模拟、术中导航、术后评价，有着传统外科无法比拟的优势：减少手术创伤，减轻患者痛苦，缩短住院时间，降低费用；手术更安全、手术精度高；减少术中出血等并发症。

随着研究的深入，影像学、腔镜技术及器械的发展、机器人手术的开展，CAS 将充分覆盖泌尿外科领域，会有更广阔的应用前景及临床价值。

不能说的秘密

——阴茎癌
余永波

在酷党山住着酷党派，他们自幼习武，出人头地是每个弟子的终极目标，他们都渴望在下山前能够独揽一方，成为一方巨擘，可他们必须经历每一步成长，日积月累，有朝一日，质量突变。

世人只晓少林寺有"十八铜人"，却鲜有人知"木人巷"，每个少林弟子若想下山返俗都需闯过"木人巷"，通过重重考验，方可名正言顺离去。

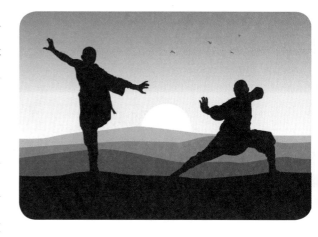

酷党派习武

万法归一，酷党派也有着自己的规定，每一个成功的帮派成员都会经历一番蜕变。他们天生一身保护自身的铠甲，这也正是他们早期赖以生存的法宝，每当各个帮派年轻一辈的功法比试，酷党派只要缩在他们引以为傲的坚固铠甲中就能获取最后的胜利。

尽管如此，酷党派的发展却不是最为强盛的，因为成年后的帮派成员实力往往不如其他帮派。酷党派中的每一个成年人要想获得更加强大的能力，就必须放弃现有的铠甲，摆脱沉重的外衣，去获得升华。而这恰好就是他们年轻一辈过不去的坎儿，他们很难把保护他们这么多年的利器立马否定掉。正是很多人的优柔寡断才使他们驻足不前，甚至毁掉了今后继续成长的机会。

但是，有些弟子就是不信邪，仍然盲目努力成长，当继续努力数年而仍未获得成果，他们就此颓废，体内的能量发生质变，开始走下坡路，而且是直通地狱深渊的不归路（癌变）。从此，功力逐渐流失，甚至曾经形影不离的铠甲也开始腐蚀，整个肉体从头到脚逐渐腐化，最后化为酷党山的标志性植物——菜花。

 科普知识

阴茎癌是起源于阴茎头、冠状沟和包皮内板黏膜以及阴茎皮肤的恶性肿瘤，是阴茎最常见的恶性肿瘤，占阴茎肿瘤的90%以上。

病因

① 阴茎癌绝大多数发生于有包茎或包皮过长的病人，尤其40～60岁年龄段，被认为是包皮过长或炎症长期刺激所致。② 一些恶性倾向的病变，如阴茎皮角，阴茎黏膜白斑，巨大尖锐湿疣等，亦可恶变发展为阴茎癌。③ 目前认为也与人乳头瘤病毒（HPV）、感染、吸烟、阴茎损伤、紫外线照射、干燥性龟头炎等有关。

临床表现

（1）早期：① 病变较小时不易被发现；② 包皮上翻暴露阴茎头

部，可见到类丘疹、疣状红斑或经久不愈的溃疡等。③ 若包茎或包皮过紧不能显露阴茎头部，患者可感觉包皮内瘙痒、灼痛或包皮内硬块。并有血性分泌物或脓液自包皮口流出。

（2）晚期：呈菜花样，表面坏死形成溃疡，渗出物恶臭；继续发展可侵犯全部阴茎和尿道海绵体，造成尿潴留和尿瘘，双侧腹股沟淋巴结肿大以及远处淋巴结及器官转移。

诊断

40岁以上有包茎或包皮过长，阴茎头部肿物，或包皮阴茎头炎、慢性溃疡、湿疹等经久不愈，有恶臭分泌物者，应高度怀疑阴茎癌，并做活检可确诊。肿瘤转移至腹股沟淋巴结时可触及淋巴结肿大，质硬、无压痛、活动性差。超声、CT、MRI有助于肿瘤的临床分期以及发现远处转移灶。

治疗

① 肿瘤局限在包皮者，可仅行包皮环切术；② 瘤体较大时可行阴茎部分或全部切除，尿道移于会阴部。③ 有淋巴结转移者可在术后2～6周行双侧腹股沟淋巴结清扫。④ 放射治疗、化疗等。

预防

"上医治未病"，包皮过长者，不论成人还是儿童，应及早手术切除过长的包皮，保持阴茎清洁。此外，还需洁身自好，避免人乳头瘤病毒（HPV）感染、避免紫外线暴露、戒烟。

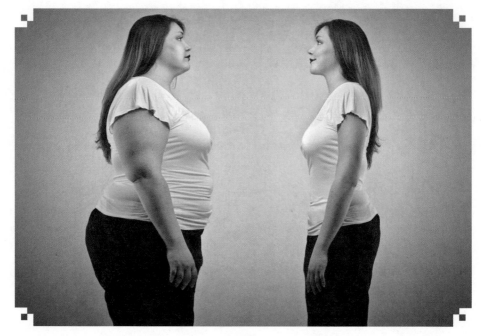

肥胖

③1 满月脸？水牛背？

刘大千

　　最近，年轻的王小姐发觉自己变胖了，而且面部皮肤发红，大腿内侧及腰腹部皮肤出现紫纹，还常有淤斑出现，月经量明显减少，体重却持续增加，后颈部和肩背部的脂肪不断增多，四肢却越来越细。她的身体状况逐渐变差，无奈之下，来到内分泌科就诊，希望能够找到疾病的真正原因。说到这里，就会有朋友问了，这跟咱泌尿外科有啥关系啊？今天就让我来给您解释明白。

其实王小姐所表现的症状就是我们所说的库欣综合征，几乎没有其他疾病的临床表现能像库欣综合征这样对诊断有如此大的帮助：满月脸、肌肉萎缩、多毛症、月经不调、性功能障碍、虚弱、向心性肥胖、痤疮、皮肤紫纹、早期皮肤擦伤、精神异常、水肿、头痛、伤口愈合差、高血压、继发性糖尿病和骨质疏松等。其实这个病是罕见的，但它常见于年轻人，尤其是女性，因此给病人造成的困扰特别大。

库欣综合征（Cushing syndrome，CS），亦称皮质醇症。是机体长期在糖皮质激素作用下，出现的一系列相关临床症状和体征。

关于 CS 的病因，主要有两种：

（1）促肾上腺皮质激素（ACTH）依赖性：包含 Cushing 病（70%）以及异位 ACTH 综合征（15%），前者因垂体功能紊乱导致腺垂体分泌过多 ACTH 引起，后者则因肺癌、胰腺癌、胸腺癌等异位分泌过多 ACTH 引起。

（2）ACTH 非依赖性：包括肾上腺皮质腺瘤（15%）以及肾上腺皮质结节状增生（少见）。

今天我们主要针对的疾病便是肾上腺皮质腺瘤。它能够大量地分泌皮质醇激素，反馈抑制垂体分泌 ACTH，进而使肾上腺皮质功能减退。

众所周知，肾上腺皮质腺瘤被归为泌尿系统疾病。看到这，想必大家就知道我们泌尿外科所起的作用。

由于 Cushing 病的治疗属于神经外科领域，在这里小编仅提一提肾上腺皮

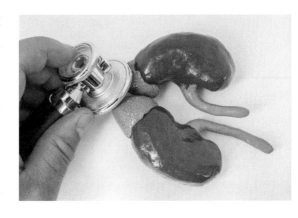

肾上腺

质腺瘤的手术治疗：采用腹腔镜下肾上腺腺瘤或肾上腺全部切除。值得注意的是，由于该肿瘤分泌大量皮质醇，反馈抑制垂体分泌 ACTH，使得对侧肾上腺皮质功能减退。因此，术前、术中、术后应及时补充激素，防止肾上腺危象的发生。

另外，还要告诉大家需要格外注意妊娠期库欣综合征，可以成功施行手术，4～6个月时是手术的最佳时期，幸运的是肾上腺皮质激素对胎盘的低通过性，因此对胎儿影响较小，然而早产发生率较高。

在泌尿外科大夫的精细手术操作和术后的精心呵护下，王小姐最终顺利地治愈出院了。相信在不远的将来，她能够恢复自己曾经的美貌！

其他篇

③② 失踪的二弟

——记一次肾下垂的故事

吴　晖

我们是一对亲密无间的双胞胎。依稀记得当我们很小的时候，我们便成功入住了这座摩天大楼，虽然楼层低了点（胚胎期肾脏的位置），看不到漂亮的海景。随着时间的推移，我们手中渐渐有了自己的积蓄，翻身做了土豪，穿上了各种漂亮的华服（生肾组织分化出肾被膜、肾小囊和各段肾小管），楼层也住得越来越高，住上了这幢大楼的海景房。

二弟和我本来住在这幢大楼的同一楼层，与我共进退。我住在左边那个单元，而他则住在我的对门。曾经，我俩每天都一起愉快地玩耍，累了，就一起坐下来静静地看着眼前的那片黄海，吹着海风，顺便张开自己的血盆大口（肾门血运丰富），来汲取周边的营养物质。

但快乐的时光总是十分短暂，这天，二弟家的楼上来了一个不速之客（肝）。这家伙横着一身肥肉，吨位看起来和我们明显不是一个数量级。在一个夜黑风高的夜晚，只听"轰"的一声。大概是楼上这家伙模仿体操运动员来了个托马斯360°回旋加自由落体，顺便一提，落点是他家的床板。更加夸张的是，二弟家的天花板由于承受不住这家伙的重量，逐渐下移，下移……对于二弟来说，接下来的生活可谓噩梦一般，因为睁开眼，只能瞧见白色的天花板，而闭上眼，又无法随意地翻身。因为他无法忍受这样的痛苦，他决定离开这间屋子，搬去楼下。

从此，兄弟俩见面的机会就少了很多。我时常对着窗外发呆，想着我的二弟正在干嘛。但渐渐地，我发现，我们所住的这幢大楼总会发生一些神奇的现象，其中就包括，它偶尔是横着的，偶尔是立着的，每当产生这种奇妙变化的时候，我们两兄弟便能短暂地看到对方一眼，也小小地满足一下对对方的思念。

这天，公元 2017 年，北京时间 4 月 1 日夜间 23 点整，我们的大楼发生了一场小小的地震，从未经历过这种灾难的我惊恐地把头埋在被窝里（危险动作，请勿模仿），期待这场灾难快点过去。微微的震感一直持续到第二天凌晨。我起床检查着四周，还好我们的大楼十分坚固，我的房间并没有受到很大的影响，只是碎了那么几个花瓶。这时候，我的手机响起了，是二弟打来的。

"二弟，昨晚好像地震了，你没事吧？"

"大哥，快救救我……"

随后电话里传来了"嘟嘟嘟"的忙音。

我慌忙跑去窗口，拿起望远镜，看了看斜对面的楼下，只见二弟的家已成断壁残垣，里面空无一人。我在窗口用尽全力向外大喊："二弟，你在哪儿？"在我连喊 10 声之后，只见远处传来细若游丝的声音："大哥，我被甩到了楼底下，现在手脚都断了，没法动弹。"我心急如焚，拨打了 120 求救热线，希望救护车能快点过来把它送去医院。

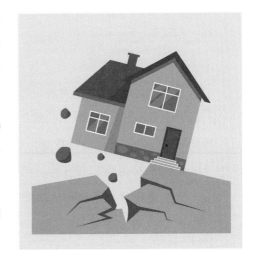

地震

当担架抬着他经过我的家门的时候，我出门跪倒在地，抓住他的手，此刻的他脸色惨白，可怜巴巴地看着我，说："大哥，我好疼……"我坚定地握着他的手说："没事儿了，相信大夫能把你治好。"

目送二弟去了医院之后，我花大价钱请了当地最好的建筑师，把二弟的房间重新装修好，又加固了一下。

我相信，在不远的将来，我又能再看到生龙活虎的他回到我的身边。

 科普知识

泌尿系统器官自体节外侧的中胚层发生，形成于胚胎的第5~12周。前肾在人类中完全退化，中肾大部分退化，后肾由生肾组织和输尿管芽两部分组成。由中肾管长出的输尿管芽逐渐演变成输尿管、肾盂、肾盏和集合小管。生肾组织演变成肾被膜、肾小囊和各段肾小管。肾小囊内的毛细血管形成肾小体，组成肾单位。胚胎第6周后，后肾由原位上升至第2腰节处。

肾下垂，顾名思义。正常情况下，肾也会在立位时下降2~5cm，但是，一旦超过了这个范围，我们就称之为肾下垂（nephroptosis）。更有甚者，有的能够在腹部较大范围内移动，有的能够降到下腹部和盆腔，我们称之为游走肾（floating kidney）。究其原因，是肾周围的脂肪减少，或者腹压下降，使得原来维持肾脏正常位置的平衡被打破。

临床表现

①肾下垂好发于20～40岁体形瘦高女性，右侧多于左侧；②主要症状是腰痛，呈钝痛或者牵扯痛，平卧消失，久站或行走加剧；③尤其注

意在肾蒂血管或者输尿管扭转时，会发生Dietl危象：肾绞痛、恶心、呕吐、脉搏加快等。

治疗

①症状不明显者，无需治疗；②有腰痛、血尿者，应加强腹肌锻炼，增强营养，强壮身体；③症状较重者，平卧或托肾后症状无明显好转，并伴有肾积水感染，应实施肾悬吊固定术（nephropexy）。

33 不要将你的脾气带给整个团队

——多囊肾

孙宁川

笔者看了篇文章，讲述的是公司内一狐假虎威的小上司欺软怕硬，出问题后一味地将问题责怪到下属身上，从来不能理性地处理问题。就像文章中提到的那样，对别人的无厘头责备往往体现一个人的无能，由此，笔者想到了泌尿外科一先天性疾病——多囊肾。

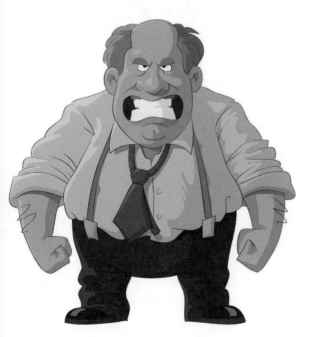

愤怒

我们先来读一下这个故事。

老潘是我们公司一老员工，我们都知道他摸爬滚打这么多年，还一直是个小组长，心里有很大的怨气。他一有事就会把脾气撒到身边人身上。身边人没少受他气。

我们每天的工作很简单，就是按部就班地将经过我们面前的零件，按照大小、形状筛选出来。可当这样单细胞都能完成的工作到老潘的时候，也不知道是不认真还是已经不耐烦了，对这个工作没了兴致。不管好的坏的，他都一股脑倒下去。

以前我们还不了解他的时候，总是会提醒他，甚至会主动帮他承担，所以老板也查不出很多毛病。但后来大家逐渐发现他不仅没有感恩，反而总责怪身边人处理得不好，便再也没有人愿意帮他。结果现在工作效率降低了，问题也都显露出来了。

老板察觉出异常，问他怎么回事，他也不敢说话。等老板训完，他又回来耀武扬威。

只是现在的他少了些曾经的威严，毕竟当你在一个团队里与其他人格格不入时，就是你众叛亲离时。而你的团队也绝不会对此再为你的行为买单。

直到那天，他挨完主任骂后，又回来破口大骂。大家都被他气得受不了了。于是大家就商量好，纷纷一起辞职了。

后来听小道消息讲，自那天之后，生意一天不如一天，老板最终也郁疾而终。

如果说我们一定要找问题的话，我们不得不说。当你发脾气的时候，也许就是你最无能的时候。而你的无能却怨不得任何人，更不应该将它发泄在身边人身上。当这种怨气越积越大的时候，整个团队早已不是一个整体。人人气得都鼓成一个个气球，撑到了极限，早晚会炸。

这故事跟我们今天讲述的疾病有什么关系呢？

在笔者看来，多囊肾作为一种先天疾病，她的特点和老潘完全一样，一个无能还要装作自己多牛气的人。

本身从初代就在肾脏这个大企业中占据一席之地，世袭到如今，能力却不及一个刚来的实习生。当这种自卑和羞愧化作一种千里马不逢伯乐时的胡闹时，就已经与身边的人拉大了距离。除此之外，控制不好自己的情绪，就像鼓胀的气球，而在多囊肾里就表现为一个鼓起的囊泡。

当四周所有的人收到你这种负面情绪时，也会心有不满。这个时候，可想而知，带着不愉悦的情绪体验，工作效率怎么可能高呢！一个无功能的肾细胞每天四处埋怨，影响其他肾细胞，即便是圣人也总会有崩溃的一天吧。

近朱者赤，近墨者黑，这句话在多囊肾的发生下也同样适用。

当所有原来的有功能肾细胞均受影响时，原来的肾内会表现出很多个囊泡。而肾的功能也将一点点消失，直到最后成为一个无功能的肾。最后必须通过手术切除。

这样的惨案在目前的社会大环境下折射出了很多现实，一颗老鼠屎坏了一锅汤，而我们究竟是预防老鼠还是等整个汤臭了后重做一锅汤呢。我想每个人心中应该早就有了答案。

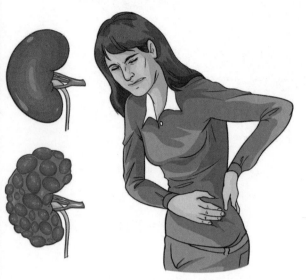

多囊肾

但对于多囊肾这样绝大多数来源于先天性疾病来说，我们目前彻底从这个团体中铲出他依旧存在很大的困难，能做的也只有控制他，避免他继续为非作歹了。平时多注意检查和保养，避免他有朝一日脾气太大，控制不住自己而气爆了，这时候再来控制感染和疾病恶化就相对困难了。

团队拒绝无能的人，更不需要将无能转化为戾气而四处散播给周围的废柴。

最后笔者针对多囊肾的治疗补充几句，这个病主要还是对症治疗，换句话说，没有什么好方法。

（1）一般情况下，病人检查出多囊肾后，首先要保持乐观的心态，如果尚未对病人正常生活造成影响，平时需注意不要或少吃过咸、过辣等刺激性食物，作息时间要规律，情绪要平稳、乐观。

（2）囊肿去顶减压术。此手术减轻了囊肿对肾实质的压迫，保护了大多数剩余肾单位免遭挤压和进一步损害，使肾缺血状况有所改善，部分肾功能单位得到恢复，延缓了疾病的发展。对于晚期病例如已有肾功能损害处于氮质血症、尿毒症期，不论是否合并有高血压，减压治疗已无意义，手术打击反可加重病情。

所以说学会控制自己的脾气有多重要，让自己和身边人活得更舒服点吧。

34 如果城市多一套下水道

孙宁川

　　如果城市多一套下水道，排污泄洪会不会变得更好，又或者会不会真的有忍者神龟为这个城市保驾护航，我不知道。但每个城市有每个城市的特殊性，既然现在城市的运作依旧完好，大概也没有人会考虑再花费额外的钱给这座城市加套排空装置吧。

　　然而总有些奇葩城市，钱多得没处花，考虑在自己的下水道上添点特色，再安装一套下水道装置，企图让整个城市安定有序。但事实上，这并没有带来想象中的好。

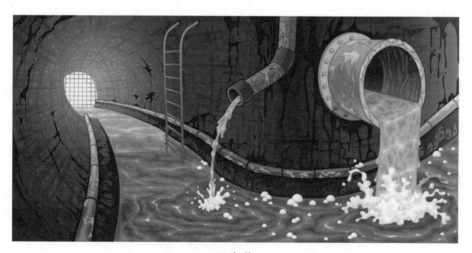

下水道

下水道在地下延伸，本就错综复杂，然而，当你盲目地想在里面再添加一套时，毫不夸张地说，这将会变成一座让人望而却步的迷宫，一步错，步步错，建造困难。当出问题时，检修起来则更加麻烦。

想象一下，当你不小心将出口安在了其他地方，又或者是直接通到了地上，污水排泄的时候，那如黄河奔涌、滔滔不绝，人人仓皇无措、抱头鼠窜的场景。

想象一下，当你曾经因为忙碌熬夜，或者在狠狠犒劳自己一顿之后，排泄的途中造成下水道堵塞，污水排不下去，在眼前焦虑、头顶冒汗的场景。

不仅仅是马桶塞，我心也塞。

而此时你还要苦心劳力，顺藤摸瓜，从每一根管道开始检查整修，直到找到破口，然后，忍受着那独有的气味，用身上仅存的一尺胶带为自己曾经的过失买单。

"我喜欢简单的东西。"这是投资大师巴菲特的口头禅。

人们总是有喜欢把简单的事情复杂化的不良成分。如果大家总是习惯把事情想复杂，建议你多读几遍巴菲特的这句名言："真正的投资策略就像生活常识一样非常简单，简单得不能再简单。"不要为追求特殊而一味将本该简单的事情复杂化，当有问题出现的时候，它给你带来的问题也依旧复杂。

看到这里，大家不禁会问，难道建造两套下水道装置就真的一无是处吗？真的会一建就堵吗？

我只能说，世界这么大，肯定会有其他城市在这样两套下水道的装置下维系得很好。他们或许有更好的设计、又或者有更润滑的管道使他们超前于我们而不会轻易发生堵塞，但是未来会怎样，谁又知道呢？

如果此时在你的城市里这样的方案行不通，那或许你真的不适合。也许对你来说，拆掉它，回到当初的简单，回归普通会是种更好的选择。

科普知识

　　大家都说泌尿外科是疏通下水道的。毫无疑问，我们就是通下水道的，但是作为疏通下水道工，我们骄傲。

　　都说职业无贵贱，任何职业对于这个社会的发展都至关重要。如果社会上没有疏通工人，下水道阻塞，异物溢出，到时候恶心的是谁？如果医院里没有我们这群泌尿科医生亲力亲为，你们又怎么保证不会被尿频、尿急、尿痛等一系列尿路症状整得寝食难安？

　　今天重点给大家讲述的疾病是先天性重复肾盂输尿管畸形，这个病是泌尿外科常见的先天畸形病。

　　这种病可分为完全性和不完全性两种，前者是指重复的输尿管分别开口于膀胱或者阴道、精囊等其他部位，尿液就会从这些地方溢出来（尴尬了，完全就是从不该出的地方跑出来了啊）；后者是指重复的输尿管会合之后再开口于膀胱，这种情况下症状往往不明显（这种还好，起码表现上没有上一种尴尬）。

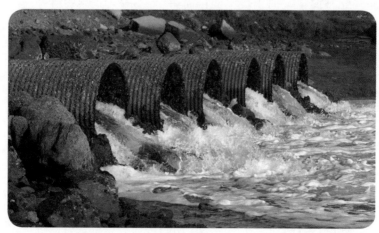

多个下水道

正常情况下，一个肾里只出来一根输尿管。

如上文所提到的那样，重复肾盂输尿管会存在很多隐患，通常它会出现肾积水、感染、腰痛等并发症。

当出现这些症状时，需及时到医院检查、就诊，根据具体情况进行相应的手术治疗，要注意调整日常生活与工作量，有规律地进行活动和锻炼，避免劳累。同时在饮食上也需要注意，宜食清淡易消化的食物，忌暴饮暴食、忌烟酒、忌海鲜、忌牛羊肉以及辛辣刺激性食物。

㉟ 淤水无鱼以欢

孙宁川

淤水无鱼以欢（先天性肾盂输尿管连接处狭窄）

曾几何时，山水绕城春作涨，江涛入海夜通潮，

可曾想过，人固已惧江海竭，天岂不惜河汉干的凄惨。

似往忆年，春江潮水连海平，海上明月共潮生，

可曾想过，枯池接断岸，唧唧啼寒螀的悲凉。

水乃万物之源也，灵动于泓宇间。

水，动则清，清而鱼生。

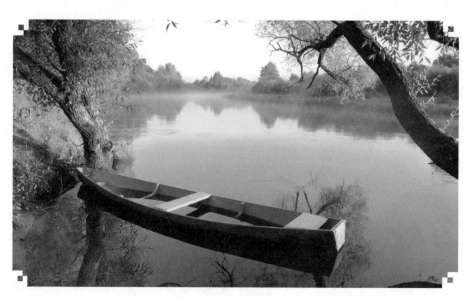

风平浪静

忆往昔，缘溪行，见此处芳草鲜美，水波粼粼。水皆缥碧，千丈见底。游鱼细石，直视无碍。今朝复行，不闻流水声，唯闻女叹息，昔日繁花似锦不复存。草木皆无，景象萧条。昨日流水潺潺哺万物，今日淤泥寂寂鸣哀怨。万石当道，水泄不通，无以为进，淤滞不前。

尿产于肾，进而经肾盂入管，于尿道口排出。然固有一疾，盂管连接处梗阻。尿无能以动，则积于肾内。似水淤潭，易滋菌患疾。鱼无利而亡，死气遍及。此外，菌生而继发不适。感染、结石、肿瘤纷至沓来，常于腹部触及一包块。

因下路水碍于行进，排泄困难；上游水产之不竭，日积月累，必定水涨池满，无劳以遁形。

寻求根本，奈何只需移山通路，对症下药。翌日，移石造林，疏通河道，甚异之。池水暖温顿，水清波潋滟。潭中鱼可百余条，皆若空流无所依。大江东去，川流不息，闻水声，鸣如佩环心乐之。水动则万物生，一片生机盎然也。

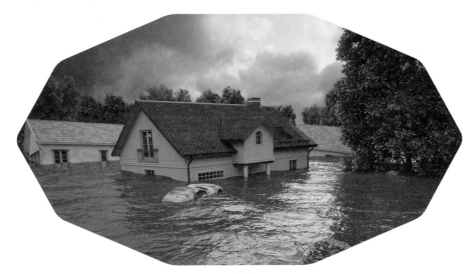

淹没

科普知识

　　本文主要讲述了先天性肾盂输尿管连接处狭窄，本病常因连接处的机械性或动力性梗阻造成肾盂蠕动受阻，逐渐引起肾盂积水，尿液排空延迟伴肾盂肾盏不同程度扩张。

　　一般无症状，偶有腰区、输尿管区疼痛，当病情严重后，常伴发感染、结石、肿瘤等相关症状。

治疗

　　对进行性加重的肾积水，特别是合并感染、结石者应尽早手术治疗。手术主要采用腹腔镜或达芬奇机器人行肾盂输尿管狭窄段切除＋肾盂裁剪＋肾盂输尿管再吻合术。术后3个月及时随访手术效果。

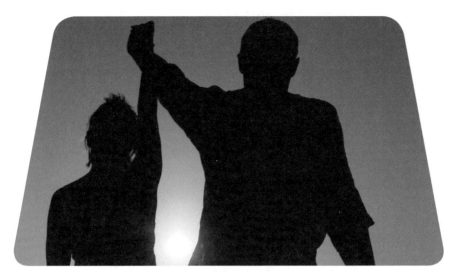

舍不得放手

㊱ 爱你，舍不得放手

孙宁川

爱你，舍不得放手。

都说陪伴你到最后，是最长情的告白。

而这对于我们来说，却是艰难。

执子之手，与子偕老的美好从古至今也只是人们的期盼罢了。

爱情就是如此的神秘，它让我们沉迷到无法自拔，即便至死也不方休。

梁祝羽化成蝶，双宿双飞永相随；虞姬剑刎辞项羽，霸王别姬叹情愁；兰芝仲卿相约死，孔雀东南飞黄泉。

我们欣赏这样的爱情，也坚信此刻的我们也会一样，即便刀山火海，万劫不复，也不能抵挡我们走下去的心。

我们从小就在一起，一天也没分开过。玩到大的默契，早已让我们习惯了彼此。坐在河边看夕阳西落，看着夜色降临静谧美好，悄悄牵起的手，仿佛牵起了一生的依靠。

我们了解未来的路有多艰险，经历过巨石当道，磨得遍体鳞伤的痛。我们也尝过饥寒交迫的困境，黑夜四周笼罩下来的那种压迫感。鲜血滴在我们走过的路，见证了我们一次次的决心。

曾经有人说过，爱情来临的时候，你永远不知道等待你的是甜蜜还是痛苦。如果他是我爱的人，那我只要知道我爱他就好。

亲爱的，未来的路还长，曾经的约定，我们彼此都还记得。如果哪天你在生活的面前低下头，那我允许你在我怀里睡一觉，醒来后，希望你可以忘却烦恼，只记得我曾经英俊的面庞。

我不忍看见你的哭泣，我将我的手臂留给你，就像曾经你抱紧我那样。

我们再也不会分开。

科普知识

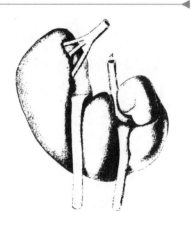

马蹄肾，是指两侧肾脏下极在腹主动脉和下腔静脉前相融合，形成马蹄畸形。大多旋转不良，使肾盂面向前方，肾血管多变异。

诊断主要靠影像学检查。可无症状及并发症，无需治疗。多数患者会出现尿路、神经压迫的症状，表现出炎症、结石、肾积水等，需从肾峡部切断，分离两肾，进行成形术。目前可行腹腔镜及达芬奇机器人微创手术。

37 **堵车别堵心**

余永波

一走一停，停得有形；一挪一刹，刹得够酷。生活在一座"堵"城，要有堵城人的气度和耐心，按着交通规则和规律走，才不至于永远堵下去。

人的体内也有交通系统，运输离不开交通，食物（营养）和垃圾（废物）的运送离不开运输，人体内交通运输系统有个特点就是单行道，动脉去，静脉回，有回有去才构成一个和谐的运输系统，然而执行结果往往都不会百分之百地跟设定计划一致，否则世间多乏味。

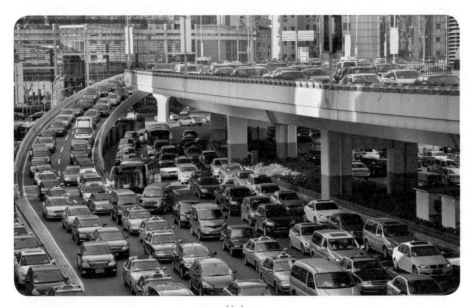

堵车

有句话叫：活在当（裆）下，恰恰是裆下这个地儿不太平，负责传宗接代任务的生殖系统就在这里。或许因为太过重要，很多运输车辆都来参观，它们因为太拥挤而失去了交通章法，尤其左侧精索静脉干线里面，运输车辆直接出现了逆行的情况，脱离了正轨，走错了方向，再怎么努力都白费。

车可以堵，静脉可以堵，但是笔者不能再给各位添堵，我们打开天窗说亮话：精索静脉曲张，或许很多非专业读者对这个疾病的名称不是很熟悉，这没关系，一回生两回熟，我们先用数据说话：精索静脉曲张发病率占男性人群的 10% ～ 15%，青年男性多见，左侧发病占 95% 以上，双侧发病占 5% 以上，占男性不育症病因的 21% ～ 41%。谈到以上数据，或许有不少小伙伴对左右两侧发病率不同有相当大的好奇心吧，尤其是这差距天壤之别。请看右图：

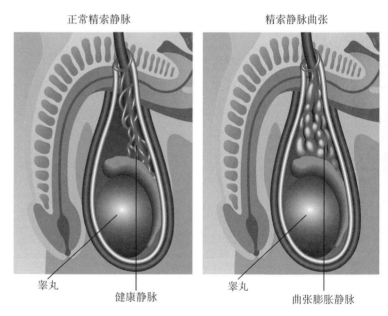

正常精索静脉　　　　　　　　精索静脉曲张

睾丸　　　　健康静脉　　　　睾丸　　　　曲张膨胀静脉

静索静脉曲张

科普知识

原因

①左精索静脉呈直角注入左肾静脉（有直接撞击的阻力，受压大）；②左肾静脉通过主动脉和肠系膜上动脉之间，左肾静脉附近的精索内静脉无瓣膜，因此血液容易反流；③左精索内静脉下段位于乙状结肠后面；④静脉壁薄弱、静脉瓣发育不全时，很容易受其压迫，这些种种原因都指向"堵"。

问题又来了：为什么引起不育呢？

静脉扩张淤血，局部温度升高，睾丸组织内二氧化碳蓄积，血内儿茶酚胺、皮质醇、前列腺素浓度增加，影响睾丸生精功能、精子产生和精液质量。

临床表现

病变轻者，多无症状，易被忽视，仅在查体时被发现。

症状较重者，患侧阴囊肿大、坠胀、隐痛，步行或久站加重，平卧休息可缓解或消失。

诊断

方法简便，明显者站立位即可见患侧较健侧阴囊下垂，严重者视诊或触诊即可见曲张的精索内静脉似蚯蚓团状。轻症不明显者——Valsalva动作：患者站立，用力屏气增加腹压，血液回流受阻，显现曲张静脉。有必要行B超、静脉尿路造影或CT、MRI检查，排除继发性精索静脉曲张。

治疗

无症状或症状轻者，阴囊托带或穿紧身内裤。

对儿童期Ⅲ级精索静脉曲张的患儿，应及早手术，否则可导致睾丸组织长期受损，影响生育。

症状重，伴精子异常，应手术治疗，高位结扎精索内静脉。手术可以分传统手术（目前少用）、腔镜手术等。腔镜手术相比传统手术来说，具有手术创伤小、疗效好、恢复快等优点，基本取代了传统手术的地位。术后部分患者可改善精液质量，恢复生育能力。

㊳ 缩阳入腹

刘存祥

不知道大家小时候是不是像笔者一样喜欢看《西游记》《新白娘子传奇》《还珠格格》《天龙八部》《鹿鼎记》等古装电视剧？在我们那个贫瘠又有趣的少年时代，暑假刷古装电视剧绝对比做暑假作业好上一千倍呢！小时候对于武功的迷恋，那绝对是到了一种忘我的境界，以至于现在笔者都对下面这个场景记忆犹新。

当绝世高手海大富倾全身之力对权臣鳌拜的裆部发出奋力一击的时候，竟一下掏空（难道鳌拜是个满脸大胡子、一巴掌宽护心毛的公公吗？），此时的海大富感到万分沮丧，甚至开始怀疑人生！他随即惊愕地抬头大呼："这难道就是金钟罩铁布衫的最高境界——缩阳入腹？！"之后就被淫笑的鳌拜啪啪啪打死，领了便当。

对，这就是《鹿鼎记》中海大富与鳌拜的激战。鳌拜的金钟罩铁布衫当时就让我下定决心，一定要去少室山把这功夫学到最高境界——缩阳入腹。

后来……后来……后来……笔者作业实在太多，就没去。

现在终于知道了，所谓的缩阳入腹无非就是"隐睾"罢了。

睾丸在正常发育过程中会从腰部腹膜后下降至阴囊，如果没有出现下降或下降不全，阴囊内没有睾丸或只有一侧有睾丸，称之为隐睾症，临床上也称为睾丸下降不全或睾丸未降。隐睾是泌尿生殖系统最常见的先天畸形之一，患者的第二性征为男性，患侧阴囊空虚、发育差，触诊阴囊内无睾丸，右侧多于左侧。单侧者阴囊发育不对称，双侧者可无明显阴囊。约80%的睾丸可在体表触及，多位于腹股沟区。

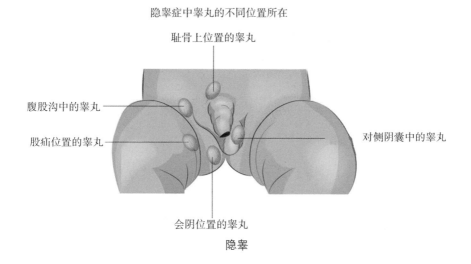

隐睾症中睾丸的不同位置所在

耻骨上位置的睾丸

腹股沟中的睾丸

股疝位置的睾丸

对侧阴囊中的睾丸

会阴位置的睾丸

隐睾

正常情况下，阴囊皮肤存在大量的皱褶，能够随体温改变而舒张和收缩，这就像一个带空调的房子，能够使阴囊内温度维持在比腹腔低2°的水平，这个温度适合睾丸的生长。如果睾丸不在阴囊内，体内过高的温度会影响到睾丸的正常发育，甚至造成睾丸萎缩，引发睾丸癌。另外，没有阴囊的呵护，睾丸也不安全，容易受到外力的伤害，还有出现扭转的可能。

 科普知识

1岁以内的睾丸有自行下降的可能；若1岁以后睾丸仍未下降，可短期应用绒毛膜促性腺激素每周肌内注射2次，每次500U，总剂量为5000～10 000U。

若2岁以后睾丸仍未下降，应采用睾丸固定术将其拉下；若睾丸萎缩，又不能将其拉下置入阴囊，则可将未降睾丸切除。

对于成年人的单侧隐睾病人，考虑到对侧正常睾丸产生的雄性激素足以维持男性正常生活，而隐睾已丧失生精能力且有恶变可能，应行睾丸切除为妥。

而对于青春期后的双侧隐睾患者则应视具体情况而定，但至少应将一侧睾丸固定在阴囊内以维持雄性激素来源，如另一侧睾丸难以用手术固定在阴囊内，亦应予以切除。双侧腹腔内隐睾不能下降复位者，也可采用显微外科技术，做睾丸自体移植术。

 ## 温馨提示

相关文献显示：隐睾症不仅仅会影响患者的生育能力，而且隐睾症男性睾丸癌发病率的相对危险度是一般人群的40倍。因此，对于超过2岁睾丸仍未下降的宝宝，爸爸妈妈们一定要仔细观察有没有问题哦！

随着国家二孩政策的放开，很多小孩降临世间，为人父母者不要高兴于喜得贵子，

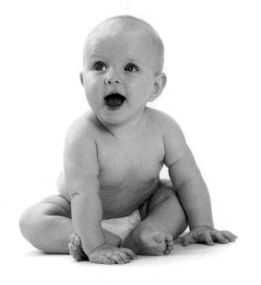

一定看清楚孩子的"蛋蛋"是否为"空城计"。如果不幸遇到，及早发现便是万幸，泌尿外科的白衣天使们，可以为你改变家族使命，使香火接续下去。

㊴ 空城计

余永波

诸葛亮一计空城，让司马懿望而却步，使西城得以保全，这是智慧的闪光点，是经典传奇，其实，我们的身体里也经常有"空城计"在上演。

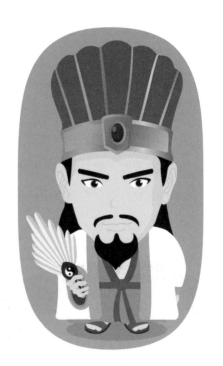

诸葛亮

◎01

在每个生命的历程里也会有许多的"智慧"，与其说智慧不如说是"小聪明"。在生命的个体里，总有一些孩子爱开玩笑，并且很多父母都跟不上他们玩笑的节奏（隐睾患儿，父母往往不易发现）。

◎02

相信很多人都认为睾丸是土生土长的"原住民"，从婴儿出生就一直待在那个地方，逐渐长大。其实不然，他们是"贵宾"一族，他们来自遥远的地方，阴囊是他们在郊外的别墅，那是一处温和、舒适、柔软的城堡。睾丸也是个十足的胖子，他们天生怕热，不喜欢喧闹而炎热的市区（腹内），它们向往有着四季分明、温煦而清爽的郊外，只有到了郊外的城堡，蛋蛋们才可能完成传宗接代的神圣使命。

◎03

俗话说，好事多磨，天将降大任于斯人也，必先苦其心志，劳其筋骨。它们自诞生一刻起，就掌握着如同摩尔斯密码一般隐秘的情报（基因信息），它们必须走出去，在现有的环境里它们生存不了太长的时间，它们必须尽快搬到情报中它们所向往的城堡，所以它们出生之前就努力地沿着规划的路线向前走，它们拖家带口，背着附睾，拉着精索一路攀爬，历尽波折，但当它们来到必须穿越的山洞面前，它们当中就出现了许多不同的选择，有的选择继续向前，穿过山洞（腹股沟管，约80%的隐睾可在腹股沟管内或内环附近），走得云开见月明，最终到达心目中的终点站。

而有些蛋蛋则在山洞面前或踌躇、或自卑、或怯懦、或怀疑、或犹豫不决、或安于现状、或难抵诱惑而最终踟蹰不前。正是跟我们人性的弱点有着很大的相似之处，所以注定不能成功到达既定的目标，尽管它们一开始都有着明确的方向。这些失败者们被叫做隐睾。

山洞

◎04

不过，它们足够幸运，救世主（白衣天使）的怜悯之心有法子挽救它们：

如果婴儿小于 1 岁，可以给蛋蛋们个机会，有些徘徊者鼓一鼓勇气，战胜胆怯就成功进驻城堡去完成它们的使命。

1 ～ 2 岁的隐睾患儿，可以给予它们人绒毛膜促性腺激素，每周肌内注射 2 次，总量在 5000 ～ 10 000U，算是给它们加油、呐喊、助威，有些蛋蛋为此动容，勇敢踏入自己的城堡。

但是仍然有些蛋蛋属于钉子户，它们在原地生活 2 年，硬是不愿努力奋进，鼓励什么的对它们毫无作用，这个时候，救世主仁慈的双手会助它们一臂之力，用最简单、粗暴的方式把它们拖到城堡继续完成使命（手术固定）。

还有一些钉子户，它们完全沉溺现状，早已萎缩，没有任何青春活力可言，它们得过且过，失去了生活方向，徒有睾丸之名。为防止它们叛变（癌变），仁爱之手也会冷酷地把它们赶出家园（手术切除），因为对将来的敌人手软就是对自己的残忍。

 科普知识

隐睾是小儿泌尿生殖系统最常见的先天畸形之一。多表现为单侧，并以右侧未降为主，约15%为双侧。隐睾时因睾丸长期留在腹腔内或腹股沟管里，受体内"高温"的影响，容易造成男性不育。另外，隐睾由于生长环境改变以及发育障碍，会使睾丸细胞发生恶变形成恶性肿瘤，隐睾发生恶变的机会是正常位置睾丸的30～50倍。

40 掀起你的包皮来

刘存祥

今天笔者想和大家谈一谈关于包皮的那些事儿。

正常包皮：

在正常的状态下，阴茎头能完全露出来

包皮过长：

阴茎头不能完全暴露在外

包茎：

包皮较长，能完全包住阴茎头及尿道外口

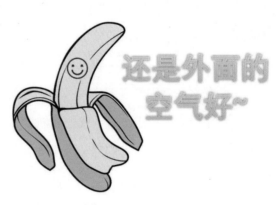

那么问题来了，包皮过长与包茎都有哪些危害呢？

（1）影响阴茎的正常发育。阴茎头长期被包皮紧锁，致使青春期以后造成阴茎发育不良，还会影响到性生活。

（2）包皮垢积聚导致包皮及阴茎头炎症，并可引起尿道外口炎症、狭窄，严重者可引起尿路感染，以致肾功能损害。

（3）可引起性交疼痛，由于包皮强行上翻，而又未及时复原，使狭小的包皮口紧箍在阴茎冠状沟上方，引起远端包皮和阴茎头血液回流障碍而发生局部水肿、淤血，此种情况称为包皮嵌顿。

（4）包茎内积聚的包皮垢，慢性刺激可诱发阴茎癌的发生，包皮垢长期刺激可诱发配偶宫颈癌。

千万不要放弃治疗。

包皮过长宜经常上翻清洗，保持局部清洁。

包茎应尽早做包皮环切术，在儿童期做手术对预防阴茎癌有利。

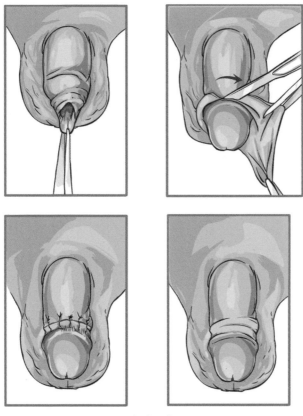

包皮环切

大话

专题篇

泌尿

一

41 老高故事系列（一）

——戏说膀胱破裂 　　　　　　　　　　吴　晖

◎贪杯的老高

　　老高是一位年过五旬的公司高管。在朋友眼里，这位老高有"三高"：地位高、脾气高、酒量高。身居高位的他，自然是应酬不断，每天都往返于各式各样的酒场。话说一般人对于这样的场合，去多了自然而然会厌倦。可老高偏偏不，因为他贪杯，什么红的、白的、啤的，来者不拒，回回喝得酩酊大醉，找不着北。幸亏秘书小陈每次都会打车把喝得烂泥一样的老高送回家，要不他还不知道会有多少个夜晚露宿街头。

　　这天，老高的酒瘾又犯了。他连忙约了自己那群狐朋狗友，找了一家路边的大排档，坐下来吃小龙虾。老高豪迈地大手一挥，对老板喊道："先来一桶扎啤！"话毕，又对自己的朋友们挤眉弄眼道："哥几个今天不醉不归！"众人会意，拿起手中的杯子，将杯中的酒一饮而尽……觥筹交错间，大家都有点喝高了，也便懒得顾及自己平日里西装革履的形象，开始做起了"衣冠禽兽"，甩开膀子就开始划拳拼酒。大家你敬我一杯，我敬你一杯，就连平时自称"千杯不倒"的老高，也渐渐招架不住，神志恍惚起来。

　　一阵尿意冲上了脑门，老高寻思着不对劲，自己的膀胱有点胀，便起身打算去解手。

"唉唉唉，你别走！咱俩还没喝一个！"

"不行啊，小张，再喝……我，我的膀胱就要炸开了"老高口齿不清地回道。老高推开了同伴，晃晃悠悠地走向了街边的小树林。也不知道是不凑巧还是咋的，路边正巧有一块石头，老高没注意，被绊了一下，肚子磕了一下路边的石墩，老高只感一阵疼痛，但是借着酒劲，也没在意，顺势倒在地上打起了瞌睡。

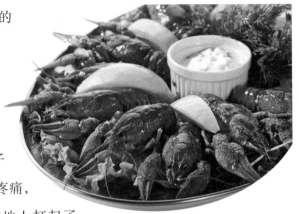

下酒菜——小龙虾

第二天清晨，老高被腹部一阵撕心裂肺的剧痛给痛醒了，倒在路边"哎哟，哎哟"地叫唤着。路人实在看不下去了，叫了一辆车赶紧把老高送去了医院。

老高捂着肚子，在病床上不停地叫唤着，家属围着他急得团团转。此时一位戴着金丝框眼镜的大夫推门而入。

"李大夫，你可终于来了！"家属们焦急地围了上来。

"先让我看看病号。"李大夫示意家属们让出一条路，快步走到老高旁边。此时的老高面目狰狞，两个眉毛似乎纠结在了一起。

"什么原因造成的腹痛？"李大夫一边叩触着老高的腹部，一边问他。李大夫此刻心中已经大致有数：全腹剧痛，腹肌紧张，有反跳痛，提示该病号有腹膜炎！

"好……好像是喝完酒撞到什么……东西了，我也记不大清了，哎哟……哎哟，医生，你弄疼我了！"老高吃力地回道。

"咦？该不会是……"李大夫愁眉紧锁，似有灵光一现，想起了自己职业生涯中遇到的为数不多的疾病——膀胱破裂。

为了验证自己的猜想，他拿来了一根导尿管，插入了老高的膀胱，结果仅仅流出了少许的血色尿液。他马上让护士拿来了 250ml 的生理盐水，分次注入了老高的膀胱内，过了一阵后，拿针筒往外抽吸，结果却发现仅仅出来了 20ml 左右的液体。真相近在眼前，李大夫马上联系了放射科，让他们给老高做膀胱造影。结果不出所料：造影剂出现在了膀胱外。

李医生长舒一口气，说道："确认是腹膜内膀胱破裂，马上联系急症手术！"

老高躺在推车上，被缓缓地推进了手术室的大门，晃眼的灯光打在了他的脸上……

说到膀胱破裂，笔者曾专门请教过科里的主治医生们，得到的统一答复是：少见！

因此借着这个机会，笔者参考了一些资料，对于这个病，也有了一些了解。下面就为大家介绍一下：

◎ 预防

膀胱破裂的预防，被归结为 4 个字：别乱喝酒！

究其原因，是由于膀胱在空虚的时候位于骨盆深处，周围有筋膜、肌肉、骨盆等保护它的安全。而当满足两个要素的时候，膀胱就容易发生破裂：①膀胱是充盈的，因为此时壁薄，并且高出耻骨联合，伸展至下腹部；②外部暴力打击。

当然，膀胱破裂还有许多原因，例如：子弹、锐器的贯通伤、膀胱镜检或电切造成的医源性损伤以及长期放疗或有结核的病变膀胱。

但是，他们都是不可预测的，只有喝酒这事儿，你只要管住自己的嘴少喝两杯酒，就可以预防此等悲剧！

◎分型

膀胱破裂的分型可分为两种：腹膜外型和腹膜内型。

所谓的腹膜外型，就是指单纯的膀胱破裂，而且多为前侧壁，没有伤及腹膜，尿液顺着骨盆筋膜到盆底，或者沿输尿管周围的疏松结缔组织到肾区。它常常伴有骨盆骨折。

相对地，文中的老高属于比较典型的腹膜内型。它多见于膀胱后壁和顶部，常伴有腹膜破裂，进而引起腹膜炎。

◎诊断

先从病史角度来看，患者多有饮酒史，并且下腹部或者骨盆曾遭受过外来暴力。急性腹膜炎表现如：全腹剧痛，腹肌紧张，反跳痛及移动性浊音，提示我们患者可能有腹膜内膀胱破裂；耻骨上区压痛且直肠指诊时，直肠前壁饱满感，则提示腹膜外破裂。

为了验证我们的猜想，我们可以采用文中的导尿试验：如果导尿管插入膀胱后，引流出 300ml 以上的清亮尿液，基本

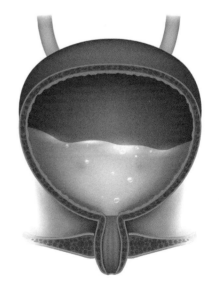

膀胱充盈

就可以排除膀胱破裂，但如果没有尿液导出，或者有，但仅仅是少量血尿，那么要注意膀胱破裂的可能性。进一步，我们可以往里面注入 200 ~ 300ml 生理盐水，片刻后吸出，若出入量差异很大，则基本可以确定膀胱破裂。

稳妥起见，我们需要再做一个 X 线造影。自导尿管注入造影剂后，拍摄一次前后位片，抽出造影剂后再次拍摄，如有膀胱破裂，则明显地能发现造影剂漏到了膀胱外侧。

◎处理

（1）紧急处理：抗休克治疗（如输液、输血、镇痛及镇静等），合理使用抗生素预防感染。

（2）非手术处理：对于造影显示少量尿外渗，并且症状较轻的患者，可以从尿道插入导尿管，持续引流 2 周，同时使用抗生素预防感染，这种情况下破裂多可自愈。

（3）手术治疗：对于病情较为严重的，需尽快手术。

42 老高故事系列（二）

——PSA

吴　晖

◎双"喜"临门

话说这老高，自打上回膀胱破裂，就成了惊弓之鸟，隔三岔五有事没事都往医院跑。

这不，恰巧距离出院已经有一阵子了，老高将自己出院记录上"如有不适，门诊随诊。"这句话奉若圣旨，又"哼哧哼哧"地往医院跑。

"哟！李大夫，今个儿是您坐诊啊！上回幸亏你妙手回春，不然我这老命就要搭在这上面了……"此刻，老高将自己阿谀奉承、溜须拍马的功力发挥了出来。

"行了行了。"李大夫摆摆手，打断了老高的话，"今天又哪儿不舒服了？"

"哎，一言难尽……我，我，尿尿尿不痛快……"老高老脸一红，支支吾吾地说道。

"次数多吗？晚上起夜几次？"

"白天得有个七八次，晚上也得上三四趟厕所。"

"那你尿完以后觉得自己能尿干净吗？"

"尿完总觉得自己肚子里还有些尿出不来。"

"多长时间能排出尿来？"

"得站那儿好一会儿，每回屁股都被风吹得凉飕飕的。"

李大夫心里想道：这酒鬼，莫不是每回都在路边解手？随后眼珠子滴溜溜一转，对着老高正色道："老高啊，我看你这病，八成是前列腺增生。我现在给你开检查，你去查个泌尿系统彩超和膀胱残余尿，等结果出来再来找我。"

老高连声说"是"往门口走去，刚走两步又被李医生喊住："我看你一把年纪了，要不顺便去查个 PSA 吧。"

"P...SA 是啥？汽车公司？"

"前列腺特异抗原英文 prostate specific antigen，简称 PSA！"李大夫快要受不了这老活宝了，急忙解释道。

◎悲剧的老高

1 个小时后，老高喘着粗气，手中拿着 2 张单子回来了。

"李大夫，医院电梯不好使，我跑上来的，快来帮我看看结果！"

李大夫接过老高递来的两张单子，看了看他的超声结果：

"前列腺是有点增生，来，我再看看你的 PSA 结果。"

"哟，老高，你这 PSA 水平有些高。"李大夫在化验单上圈了一笔，说道。

"那咋办，李大夫？"

"来，你趴下，我给你做个直肠指诊。"

老高顺从地在床边趴下，撅起屁股。"嗯，这里面似乎有个硬结。"

"那咋办？"老高又重复了一遍。

"住院，在我们这里做个前列腺穿刺活检，明确一下它的病理。"

"啊……"老高两眼一抹黑，差点昏倒在地上。

就这样，出院不到 2 个月的时间，老高又开始了他的"二进宫"生涯……

◎大作用的PSA

前列腺特异性抗原（prostate specific antigen，PSA）是由前列腺上皮细胞合成分泌至精液中，是精浆的主要成分之一。

正常情况下 PSA 被分泌入前列腺液或者精液中，以游离形式存在，也就是通常我们所说的 fPSA；而血清中，PSA 通常以结合形式存在；化验单中的 tPSA 即总 PSA，就是前面两者的相加所得，代表着血清中总的 PSA 水平。tPSA 的参考值范围为 0 ～ 4ng/ml，fPSA 在 0 ～ 1ng/ml，f/t 的数值将 0.16 作为一个临界值。

临床上，我们常用血清 PSA 来筛查前列腺癌的人群，特别是针对 50 岁以上的男性。因此，在 PSA 大于 4ng/ml 时，我们应格外警惕。

值得我们注意的是，PSA 是前列腺特异性抗原，而非前列腺癌特异性抗原，它的升高原因也绝非是前列腺癌一种。PSA 4 ～ 10ng/ml 之间称为 PSA 的灰色地带，因为良性前列腺增生（BPH）亦可引起 PSA 值升高，仅凭该数值难以判断是前列腺增生还是前列腺癌，可引用 PSAV（PSA 升高速率）这一动态指标来帮助鉴别二者。如果 PSAV 升高超过 0.75ng/（ml·y），则提示前列腺癌。直肠指诊也可帮助鉴别这两种疾病，因为前列腺癌可摸及质地坚硬的结节。当 PSA 大于 10ng/ml 的时候，则前列腺癌的可能性就很大了。

血清 PSA 还可在下列情况下升高：前列腺炎、尿潴留、直肠指诊、插尿管、射精、前列腺外伤、前列腺活检。另外持续服用 5 年还原酶抑制剂如非那雄胺（保列治）6 个月以上可使血清 PSA 水平降低 50% 左右。在判断血清 PSA 临床意义时应排除上述因素的干扰。

当然，我们还有一个最终的撒手锏——前列腺穿刺活检，它所得出的病理结果可是咱们临床上的最高依据呢！

老高故事系列（三）

——谈癌色变 吴 晖

◎ **Q医院泌尿外科16号病房**

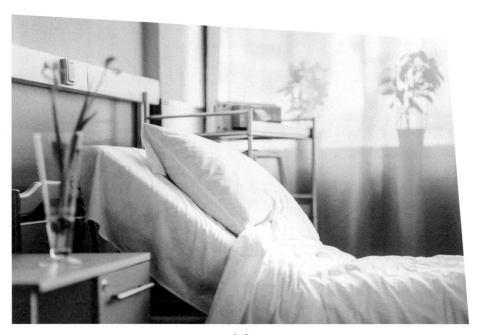

病房

老高站在窗前，望着窗口的风景，心中却是五味杂陈。自从那天化验出自己的 PSA 升高之后，他时常感觉自己的心头被一块大石头压着，压得他喘不过气来。明天就是他手术的日子，术前，他已被李大夫叫去办公室谈了很久，被详细告知了手术方案、原理以及各种潜在的风险。

"B 超引导下前列腺穿刺术"老高不停地在口中念叨着这几个字，它仿若自己求生的最后一根救命稻草，也可能是随时能够响起的丧钟。这一幕被恰巧路过的李大夫看在眼里，他走上前用力拍拍老高的肩膀，老高转过头，看到李大夫对他坚定地点了点头，心中莫名地燃起了一股求生的欲望……

◎泌尿外科办公室

李大夫回到办公室，恰巧组里的研究生小吴在。

"小吴，去准备一组穿刺小瓶，14 个就行，明天手术要用。"

"好的，老师。"小吴停下手中正在干的活儿，快步前往静配中心。由于科里没有专门的穿刺小瓶，因此研究生们常常去那里寻找废弃的小药瓶，拿回来洗洗当穿刺小瓶用。

10 分钟后，小吴提了一个装满小药瓶的大袋子回来……

◎1楼手术室8台

老高静静地躺在手术台上，当麻醉医师对他说了一句"深吸一口气"，他便感到一阵天旋地转，失去了意识。

李大夫帮老高摆好了一个标准的截石位，随后嘱咐小吴去刷手，给老高消毒、铺巾。

在一系列工作完成之后，李大夫穿上手术衣，戴好手套，一连拿了好几个碘伏棉球给老高的直肠消毒。

"旁边的那个护士妹妹，把 B 超机打开，然后按 1。"李大夫指示道，"还有小吴，你负责把穿刺到的组织条弄到小纸片上，放进我们的穿刺瓶里。"

小吴点点头，只见李大夫把装满了耦合剂的 B 超探头塞进了老高的直肠里，开始慢慢寻找前列腺的位置。

"找到了，这里开始第一针。小吴你记得每一针之后都要给穿刺针消毒，具体步骤是……"

"咯嘣咯嘣"的穿刺声在手术室里不停地回响着，小吴不停地接过李大夫递过来的穿刺针，小心翼翼地将组织条放入标本小瓶中，然后消毒、拨到 fire 键，递回给李大夫。

随着第十四声响起，在场的人终于长吁了一口气："终于结束了。"

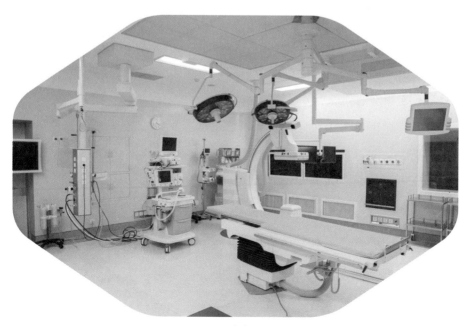

手术室

夜里，老高静静地躺在病床上，麻醉药的效力已经失效，他感到自己的创口隐隐作痛。今天李大夫在他手术后来看了他一回，告诉他明天就可以出院了。虽然可以快点逃离这个是非之地，但病理结果却如同一把悬在自己脖子上的刀一般。"哎，算了，不想这么多了。"老高躲在被窝里自言自语，随后呼呼大睡起来。

那么等待老高的命运究竟是……？请听下回分解。

◎B超引导下前列腺穿刺术

众所周知，病理结果是诊断前列腺癌的金标准。而B超引导下前列腺穿刺则是泌尿外科取前列腺病理活检的常用手术方式。那么今天，我们就来揭开它神秘的面纱。

（1）适应证：①血清PSA升高不能用其他理由解释者；②直肠指诊摸到硬结节，疑似前列腺癌者；③影像学检查发现可疑病灶者；④明确前列腺癌分级。

（2）禁忌证：①出血倾向疾病；②局部急性感染；③糖尿病由内科控制后才可实行；④肛门闭锁、肛门狭窄或有严重痔疮；⑤其他严重的肝、肾、心血管疾病。

（3）术前准备：术前准备是B超引导下前列腺穿刺的重要一环。包括：①术前5~7天应停止服用阿司匹林等抗凝药；②肠道准备，术前一天进行清洁灌肠或者口

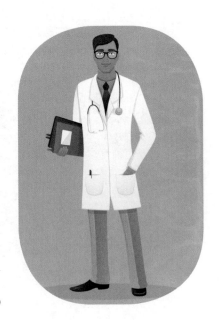

医生

服番泻叶，清洁肠道，或者再简单一点，术前夜间以及术晨各 2 支开塞露；③术前一天使用预防性的抗生素。

（4）手术器械：① B 超探头：经直肠穿刺应用经直肠端射式探头；经会阴穿刺则用经直肠线阵探头或经直肠双平面探头；② 针具：18G 或者 16G 的 Tru-cut 针，自动活检枪；③ 其他器械：消毒钳、消毒铺巾、标本纸片、注射器、穿刺小瓶等。

手术的大致过程参见上文。

值得注意的是，虽然穿刺结果阳性可以确定患者有前列腺癌，但是穿刺结果阴性依旧不能完全排除前列腺癌的可能性，因为存在恰好 14 针都没有穿刺到病灶部位的小概率事件。

44 老高故事系列（四）

——峰回路转，柳暗花明 吴 晖

这天，距离老高上一次出院已经两周时间。他颤颤巍巍地拿出一本电话本，拿起电话，迟疑了一下，随后拨打了上面的电话：0532-82911329。

"嘟嘟嘟……喂，你好，这里是青大附院泌尿外科，请问有什么能帮您的吗？"

"我叫高XX，是你们半个月前出院的病号。之前做了个前列腺穿刺，想来问问病理结果。"

"嗯，好的，我现在就去找你的主管大夫。"

……

"喂，是老高啊？你的病理结果出来了，报的是个良性的前列腺组织。"电话里传来李大夫熟悉的声音。

"谢……谢谢，李大夫。哎呀，这下终于可放心了。"老高长吁了一口气，声音显得有

喂……

些激动，仿佛心中的大石头终于落了地。

"嗯，也不能说完全放心，因为穿刺也有漏诊的可能性。建议你还得定期复查一下自己的 PSA，要是突然升高的话，还得小心。另外，我看你有前列腺增生，哪天来我们这儿……？"

"不不不，我是被医院整怕了。"老高急忙打断李大夫的话。

"好，以后有什么不舒服随时来找我，仅限泌尿系统哦。"李大夫调侃道。

"嗯，谢谢，再见！"

挂了电话，老高坐在床边，静静地思考着。这回的两次住院经历，让他不得不开始反思起自己过往纸醉金迷的生活。半晌后，老高站起来，阳光洒满了整间小屋，也将老高的内心照得亮堂堂的。

他暗暗下了决心，要改正自己不良的生活习惯。

毕竟，身体健康，才是最重要的。

◎ 前列腺癌

老高的故事至此结束了，但是我们的科普仍在路上。

今天我们主要讲的是与前列腺癌相关的内容。

◎ 疾病概况

前列腺癌，是男性好发的泌尿系统肿瘤之一。大多数的前列腺癌都为腺癌（98%）。它最常见的发生部位在前列腺的外周带，多为多病灶，并且容易侵犯前列腺尖部。前列腺癌可转移，其中骨转移最为常见。

◎临床表现

与前列腺增生有相似之处：好发于老年男性，常见尿频、尿急、排尿困难、尿流中断等下尿路梗阻症状。出现骨转移时，还易引发病理性骨折。

◎诊断

检验、临床、病理、影像等领域为前列腺癌的诊断提供了巨大的帮助：

（1）血清前列腺特异性抗原（PSA）测定，异常升高者，尤其是 PSA 大于 10，应高度怀疑前列腺癌。

（2）直肠指诊发现质地坚硬的可疑硬结，可能为前列腺癌。

（3）B 超引导下前列腺穿刺后，病理报告显示为前列腺癌者。

（4）前列腺 MRI 显示异常信号。

另外，怀疑有骨转移者，可行全身骨显像，来明确患者的骨转移情况。

◎治疗

（1）根治性前列腺切除术：对于早期前列腺癌患者，尤其是病灶局限在包膜以内（T_{1b}、T_2）的前列腺癌，是治疗的最佳手段。目前我院已采用达芬奇机器人来辅助行根治性前列腺切除术，其中优点不再赘述。

（2）内分泌治疗：对于不能接受手术治疗的患者，可行内分泌治疗。前列腺癌的进展，与雄激素水平是密切相关的。因此，可行睾丸切除术后，配合抗雄激素（康士得）来达到间歇治疗的目的。当然，直接切睾丸有点残忍，每月皮下注射 1 次促黄体释放激素类似物，如诺雷德，亦可以达到手术去睾的效果。

（3）外放射治疗：早期前列腺癌，可行根治性放射治疗；术后若有肿瘤残存，亦可在术后行辅助放射治疗；对于有骨转移疼痛的患者，可给予姑息性的放射治疗等。

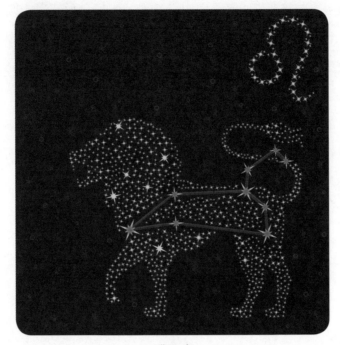

狮子座

45 泌尿外科十二星座

——进击的狮子座 陈 锋

◎肾错构瘤 （hamartoma of kidney）

I laugh in the face of danger. 越危险就越合我心意。

——罗杰·阿勒斯玛《狮子王》

一说到狮子座，大多数人第一个想到的就是：

"啊，好霸气，厉害，真威风，你装什么装……"之类的。

对狮子座的理解和误解，人们全部都表达得特别直接，谁让这是一个无比有个性，无比不能忍受被忽略和虚化的星座呢？

狮子座的领袖气质是天生的。

咱先别管人当没当上领袖，关键是气势已经出来了，周围人不好好掂量一下自己的斤两是不敢轻易踢馆的。

你的姿态不仅决定了别人跟你交往的方式，也决定了未来道路的宽度。自信、乐观是一种极其重要的素质。虽然他们也会心里打鼓，也没有百分之百的底气，但是他们会对自己说，"我能行，至少，我能试一试"。

同样，酷似白羊座，狮子座的臭脾气也是十二星座中数一数二的。

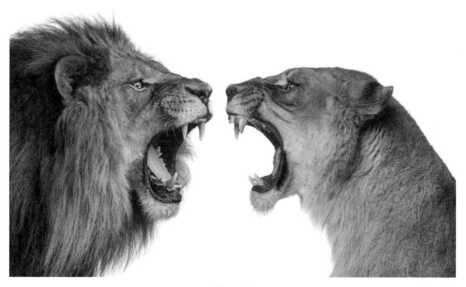

狮子吼

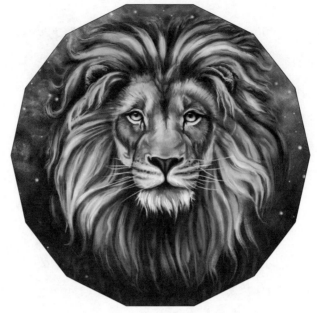

狮子

一个性格刚猛的狮子座会让周围的人经常感到压力山大，如果你动一下狮子座的鬃毛，小则其咆哮不止，大则直接吃了你。

那么讲到这里，就必须向大家介绍一位我们泌尿外科的狮子座疾病君，肾错构瘤——hamartoma of kidney。

"我是霸气狮子，我是错构瘤，别惹我，一旦破裂出血，你担得起责任么？！"

肾错构瘤又称为肾血管平滑肌脂肪瘤，是由异常增生的血管、平滑肌及脂肪组织按照不同比例构成的，是一种良性肿瘤。

病因尚不明确，多发于中年女性，是由成熟的脂肪组织、平滑肌及畸形血管构成。

绝大多数错构瘤患者没有明显的症状。一些比较大的错构瘤，因为压迫十二指肠、胃等器官而出现消化道的不适症状。

当较大体积的错构瘤突然破裂时，患者会出现腰腹疼痛和血尿等症状，严重的大出血患者可以在腹部触及包块，甚至有休克症状。可谓狮子的鬃毛碰不得，碰了就出事。

一般小于 4cm 者可保守观察，定期随访；大于 4cm 或有明显症状者可行手术治疗，一般预后良好。

动脉栓塞应首先考虑出血的病例，根据经验栓塞后肿瘤的体积并无缩小，但出血可被制止。多选用超选择性肾动脉分支栓塞，以保护部分肾功能。

巨大的肾错构瘤需行肾切除；若为双侧病变要更多地考虑到肾功能的保存；肾错构瘤可无临床症状，所以容易被忽略，可肿瘤一旦破裂可造成急性腹痛和大出血等严重后果，就像大狮子，表面云淡风轻，内心可藏着定时炸弹呢！狮子不发威，可别把他当病猫哟！

(46) 泌尿外科十二星座

——顽强的天蝎座　　　　　　　　　　范中元

◎膀胱癌　（bladder cancer）

天蝎座，让这个世界闻风丧胆。

远古时代开始，从有星座这个事儿开始，天蝎的符号就是一只蝎子。

蝎子啊！蝎子会螫人的啊……蝎子有毒啊……

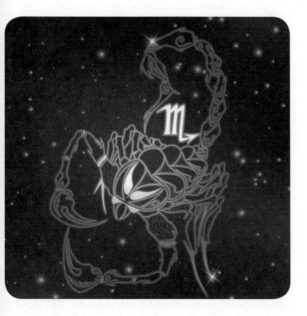

天蝎座

所以，天蝎的性格，也注定不走寻常路。

天蝎是骄傲的，它们不论贫富，都带着一腔无可匹敌的自尊心，不容别人践踏和损坏。

但要明确的是，天蝎的血性和冷酷，只是它们自我保护的方式，它们绝对没有要伤害别人的意思，每当它行动的时候，都是它觉得自己要受到威胁的时候，虽然大多数时候动得早了点儿。

天蝎的性格很硬、很固执。

自己特别能坚持，讨厌别人的篡改，或被别人挟持。只要它的心里想着一件事，它就会像原始动物一样，必须要按照自己的想法去走一遭，你说啥都没用。

很多天蝎也正是因这种坚持、不妥协的性格才能绝处逢生，成大事。

那么讲到这里，就必须向大家介绍一位我们泌尿外科的天蝎座疾病君，他的中文名字叫膀胱癌，英文名字是 bladder cancer。

膀胱癌是泌尿系统最常见的恶性肿瘤，也是全身十大常见肿瘤之一。

临床表现上，膀胱癌君的血性与冷酷在此得以充分的展现。

约有90%以上的膀胱癌患者临床表现是血尿，通常表现为无痛性、间歇性、肉眼全程血尿，有时也可为镜下血尿。

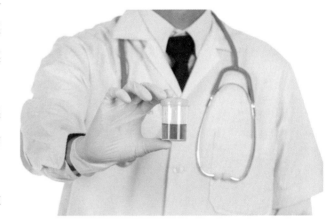

血尿

而有10%的膀胱癌患者可首先出现膀胱刺激症状，表现为尿频、尿急、尿痛和排尿困难，而患者无明显的肉眼血尿。这多由于肿瘤坏死、溃疡、膀胱内肿瘤较大或数目较多或膀胱肿瘤弥漫浸润膀胱壁，使膀胱容量减少或并发感染所引起。

作为一名标准的天蝎座直男，膀胱癌君在其治疗上同样展露了淋漓尽致的顽强与固执。顽强的天蝎座总能兵来将挡，水来土掩。

肌层浸润性尿路上皮癌、膀胱鳞癌和腺癌由于恶性度较高多采用全膀胱切除术治疗，同时行尿流改道。

非肌层浸润性膀胱癌多采用微创手术治疗，但是其术后复发率非常高。可谓顽固至极，想尽一切办法苟延残喘。术后常采用膀胱灌注化疗可以有效预防复发，但是需要膀胱癌患者注意的是术后一定要定期复查，出现问题及早治疗。

泌尿外科十二星座

——完美的处女座　　　　　　　　　　　范中元

◎肾囊肿　(cyst of kidney)

世间没有激情就是一个人改变自己人生规划的激情。

（赫伯特·乔治·威尔斯）

处女座，代表着对完美极致的追求。

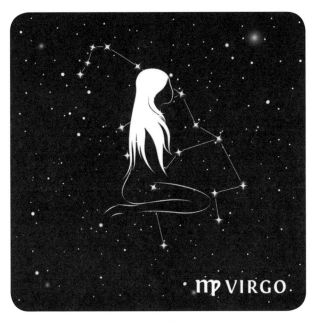

处女座

一个处女座的人，有特别明显的实用主义与完美主义倾向。处女座最喜欢说的话就是："我能为你做什么吗？我怎么才能帮助你？"处女座的人多数擅长货物和服务的交换与经销。

处女座极其注重效率，尤其喜欢寻找能够完成任务的更好的方法。通常来说，处女座会因此将工作分解成很多步骤，并按照正确的顺序排列，一次完成一个。工业生产中的流水线就是最好的例子。

在处女座看来，只要是值得做的事情，都值得做得更好。如果一件事情可以做得更好，那处女座就会找到一种方法来完成。处女座的过度运作是强迫症的典型表现。而典型的处女座有一个大家都知道的特点：洁癖。洁癖分为生理洁癖和心理洁癖。生理洁癖要求环境的绝对洁净（外表），心理洁癖要求万事都完美无缺，追求绝对的完美（内在）。

说到这里，就必须要介绍一下咱们泌尿外科一位完美主义的处女座疾病君，肾囊肿（cyst of kidney）！

肾囊肿是常见的肾脏良性疾病之一。不论从发病到治疗都是那么的清清爽爽，符合处女座的个性，就两个字——完美！

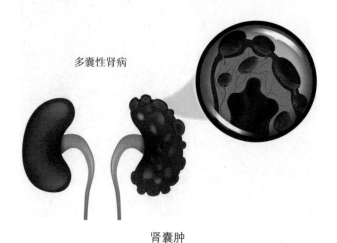

多囊性肾病

肾囊肿

　　肾囊肿是最常见的肾脏囊性疾病。随年龄增大而增加，50 岁以上人群高达 25% 以上。可单侧单发或多发，也可双侧多发，直径一般 2cm 左右，也有直径达 10cm 的囊肿。

　　单纯肾囊肿一般没有症状，只有当囊肿压迫严重时可出现相应表现，有可能对肾功能产生影响。小的单纯性肾囊肿多无症状，对肾功能和周围组织影响不大，因此一般不需治疗，只要间隔 6 个月到 1 年随诊。如果囊肿直径较大，超过 5cm 或产生周围组织压迫症状，可影响肾功能。一般认为需要手术处理的是：大于 4cm 或有压迫梗阻影像学改变者；有继发出血或怀疑癌变者。

　　目前治疗方法主要是微创手术：腹腔镜下肾囊肿去顶减压术，从入院到手术再到出院，一般 3 天左右，微创手术，干干净净，清清爽爽，预后相对良好，就算是有洁癖的完美主义处女座，也挑不出什么毛病啦！

48 泌尿外科十二星座

——白羊座　　　　　　　　　　　　　　范中元

各位童鞋们晚上好，欢迎收看 CUTV

这里是"泌尿外科十二星座"节目专栏

有请本期邀请的新嘉宾——我们热情似火的白羊座，肾上腺嗜铬细胞瘤！

肾上腺嗜铬细胞瘤——白羊座

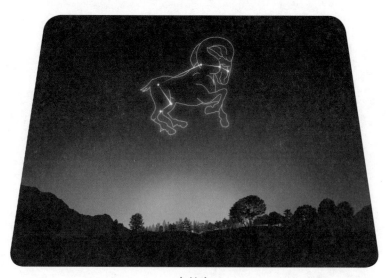

白羊座

白羊座的行为，似乎可以被描述为巨大的身体能量储备。不妨把它们想象成一匹驰骋在荒野上的野马，要不就是一头时刻准备进攻的公羊。

白羊座类似于弗洛伊德描述的心灵能量，寻求侵略冲动的直接满足。白羊座相对来说未经驯化，不受控制，具有原始能量，这些也是它们获得力量的源泉。

这个星座天生好战，因为战斗的冲动与生存的冲动相连。简单说来，白羊座就是生命和生存的冲动，以及做一切确保生存之事情的冲动。如果受到挫败或阻挠，白羊座会很快怒火中烧，绝不容忍挫折存在。

白羊座的火气来得快去得也快。冲动的白羊座是肾上腺嗜铬细胞瘤最好的诠释，它们的行为高度一致，性格几乎相差无几。

然而，冲动是魔鬼，得了肾上腺嗜铬细胞瘤，你可千万要淡定！

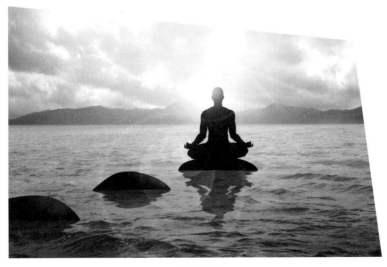

心静如水

肾上腺嗜铬细胞瘤的临床症状及体征与儿茶酚胺分泌过量有关，表现有高血压、头痛、心悸、高血糖、多汗等。高血压表现为阵发性高血压和持续性高血压或者持续性高血压阵发性发作。血压可高达 200mmHg。阵发性高血压发作可由于突然的体位变化和咳嗽、情绪波动的因素诱发，表现为剧烈头痛、面色苍白、四肢发冷、恶心呕吐等。严重者可因心力衰竭、脑出血等原因死亡。

一旦确诊并定位，应及时切除肿瘤，否则有肿瘤突然分泌大量儿茶酚胺、引起高血压危象的潜在危险。如同火爆脾气的白羊座，容易着急上火，怒发冲冠。

近年来，随着生化试验及显像技术的发展，嗜铬细胞瘤的定性和定位诊断技术大为提高，手术成功率因此得以提高。术前收起暴脾气、控制好血压，采用 α 受体阻滞药酚苄明、甲磺酸多沙唑嗪缓释片（可多华）、盐酸特拉唑嗪片（高特灵）等药物使血压下降，减轻心脏负荷，并使原来缩减的血管容量扩大，以保证手术的成功。手术主要是微创治疗：腹腔镜切除嗜铬细胞瘤；若肿瘤直径大于 5cm 不排除恶性可能，常规腹腔镜手术难度较大，我们青大附院还有终极武器，目前世界上最先进的达芬奇机器人腹腔镜，可以完美微创解决 10cm 以上巨大肾上腺肿瘤。

站起来，向前冲，去征服！——白羊座之肾上腺嗜铬细胞瘤！

泌尿外科十二星座

———水瓶座   范中元

水瓶座代表对突破性进入新的、更好的世界的需求。

就像巨人普罗米修斯一样，水瓶座受到神圣的不满的驱使，想从天神那里盗取火种，也就是把人类从愚昧之中解放出来，让人类觉醒成为更加开明的状态。

因此，水瓶座永远推动全新的、未经实验的和未经检验的事物发展。

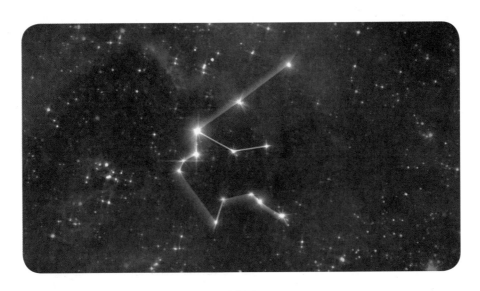

水瓶座

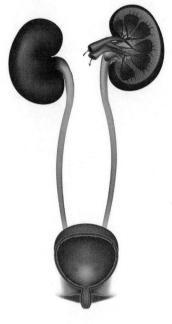

肾→输尿管→膀胱

这个星座代表我们的整体思考能力，也就是立刻看清一个系统的所有部分如何构成整体。这种综合、整体的视角与天生的洞察力有关，这种顿悟的经历震撼心灵，推动知识沿着新的，并通常是意料之外的方向前进。

啰嗦这么多，如果让笔者用一句话来形容水瓶座的神经源性膀胱，那就是……

神经源性膀胱是一种很特殊的疾病，它与控制排尿功能的中枢神经或周围神经受到损害有关，引起膀胱尿道功能障碍。排尿不畅或尿潴留是其最常见的症状之一。由此诱发的泌尿系统并发症，如上尿路损害及肾衰竭等是患者死亡的主要原因。

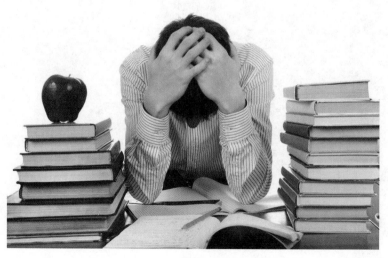

恼人

水瓶座的膀胱就是这么神乎其神，让人看不懂。通常会有排尿困难、膀胱排空不全、尿潴留及尿痛等临床表现。

不过对付它倒是困难重重，目前尚无完全有效的治疗办法。一般治疗神经源性膀胱主要是保护上尿路功能，防止发生肾盂肾炎、肾积水导致慢性肾衰竭；其次是改善排尿障碍症状，以减轻患者生活上的痛苦，治疗的具体措施是采用各种非手术或手术方法减少残余尿量，残余尿量被消除或减至很少之后可减少上尿路并发症，从而达到治疗的效果。目前较新的神经调节治疗也在临床应用中取得了较好的临床效果，显著提高了患者的生活质量。

这个奇思妙想的水瓶座膀胱君只要顺着毛摸，照样可以治得服服帖帖的！

㊿ "肾斗士" 传奇

吴　晖

　　今天，我们大话泌外栏目请来了一群幕后的无名英雄，它们平生疾恶如仇，好打抱不平，为维护我们的身体健康做出了巨大贡献。它们是"真的猛士"，笔者给它们取名叫"肾斗士"。

　　看到这个名字，是否让一些 70 后、80 后的朋友们想起了那部 20 世纪 90 年代风靡一时的动画片，有"不死 5 小强"之称的圣斗士星矢？

　　本文谨以黄金圣斗士为例，向大家简要介绍几种泌尿外科"肾斗士"中的武斗派。

◎射手座艾俄洛斯 vs 传统开放手术

　　艾俄洛斯是整部《圣斗士星矢》故事中的灵魂人物，虽然身体在 13 年前为了保护雅典娜便已死去，作为圣斗士，其灵魂依然为正义而战。每当星矢等青铜圣斗士遇到危险时，艾俄洛斯的灵魂都会及时挺身而出帮助星矢等人渡过难关。它引领着整部剧的走向。

　　泌尿外科传统的开放手术，随着腔镜技术的普及，在临床上已经不多见。但是，它却是每一个外科医生成长的必经之路。它就像艾俄洛斯一般，是一位精神上的领袖，教会了我们人体复杂的解剖结构，引领着我们的成长，也是在我们遇到棘手问题时强有力的后盾。

开放手术，虽然有着切口大、出血多、恢复慢等缺点，但是它也能用于解决一些腹腔镜下难以解决的问题，如术前影像学显示肿瘤体积过大或者是曾经有过手术史，周围组织粘连严重，亦或是无法控制的大出血等紧急情况。

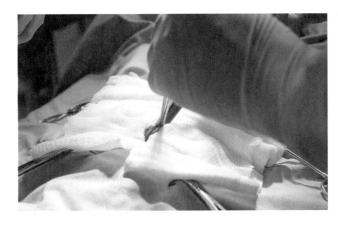

开放手术

◎双子座撒卡 vs 腹腔镜下肾切除术

撒卡被誉为作品中最强的黄金圣斗士。曾经心地善良的他被认为是下一任教皇的得力候选人，唯一的竞争对手便是艾俄洛斯。但是在他弟弟加隆的蛊惑下，他逐渐产生了善与恶双重人格，最终暗杀了前任教皇，并且暗算了保护年幼雅典娜的艾俄洛斯，谋权篡位。撒卡拥有无与伦比的强大实力，必杀技银河星爆具有粉碎群星的力量。

腹腔镜手术

腹腔镜手术在泌尿外科手术领域已经成为绝对的主力军。患者常问的微创手术指的就是它。腹腔镜下肾切除术具有：伤口小、疼痛及出血较少、较快进食、术后恢复较迅速、住院日数较短等优点。

它的适应证涵盖了泌尿外科绝大部分手术，但具体情况需根据手术医师的经验、器械条件及患者的疾病特点所决定。

◎天秤座童虎 vs 腹腔镜下肾囊肿去顶减压术

天秤座的童虎，是圣斗士里德高望重的老前辈，被雅典娜赐予不死之术，长年坐在五老峰前打坐，监视被封印的魔星。天秤座象征着"balance"，是维护平衡的星座。

针对肾囊肿，我们有一种特别的治疗方式：腹腔镜下肾囊肿去顶减压术。对于囊肿产生的压迫症状，我们常常采用这种方式来对它进行治疗。当我们给囊肿减压之后，我们的肾脏压力是否更加地趋于平衡，更加地舒畅了呢？

腹腔镜手术

◎狮子座艾欧里亚 vs 经皮肾镜超声碎石取石术

　　艾欧里亚是笔者小时候的偶像，每每他在电视上用一记漂亮的闪电光速拳摞倒一片敌人之后，我都会大呼过瘾。艾欧里亚是艾俄洛斯的弟弟，身为狮子座黄金圣斗士的他勇猛果敢，是正义的化身。

　　在治疗肾结石的时候，我们常常使用经皮肾镜超声碎石取石术，俗称"打洞取石"。即通过患者腰部开 0.5cm 左右的切口，建立取石通道，置入肾镜，通过超声气压弹道碎石机或钬激光碎石机将肾内结石击碎后再取出结石，它就有如艾欧里亚的闪电光速拳一般，将我们的敌人一一瓦解。

　　经皮肾镜在治疗结石领域具有巨大的优势：

　　（1）无需开刀，通过背部 0.5cm 的切口即可取石。

　　（2）手术适应证广，能够治疗多种肾、输尿管上段结石。

　　（3）创伤小，减轻了患者的治疗痛苦。

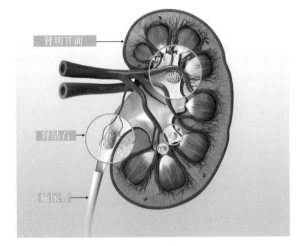

肾切开面

肾结石

输尿管

肾结石解剖图

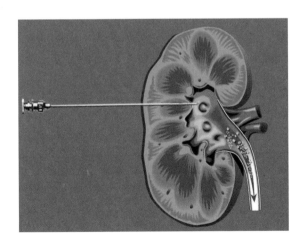

经皮肾镜取石术

（4）结石清除率高。

（5）手术时间短，术后恢复快，住院时间短，省钱又省心。

（6）术后 3 ～ 5 天即可下床活动，微创、安全、有效。

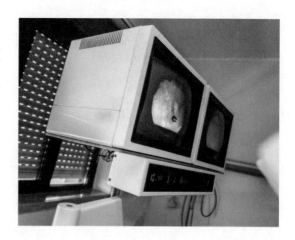

◎ 后记

传说中，雅典娜带领着一众圣斗士捍卫了地球的自由与和平。

而在现实生活中，我们的泌尿外科医生们通过精巧的双手和这些默默无名的肾斗士们打起了无声的配合战，最终使我们的患者恢复了健康。

在此，我要向造福患者的医生和肾斗士们致敬。

51 手术新星：达芬奇机器人

吴　晖

惊闻《变形金刚》又要上映了，笔者怀着激动万分的心情看完了预告片。擎天柱和大黄蜂的激斗也引得我遐想万分。

机器人，这个对于我们来说熟悉的词，到底距离我们的生活有多遥远呢？

其实并不遥远。

机器人技术已经被应用于各个领域。今天笔者就想为大家简要介绍一下世界最先进的一款手术机器人——达芬奇机器人。目前青岛大学附属医院泌尿外科（山东省青岛市市南区江苏路 16 号第一住院部七楼）已经引进了达芬奇机器人。

◎达芬奇机器人

（1）介绍：图（1）是达芬奇机器人的全景图，图（2）的那个大台子是医生操作台，而图（3）的四个机械臂则是患者端机器人。

笔者对它的第一印象：大！大到需要一间专门的手术室来摆放所有的器械。

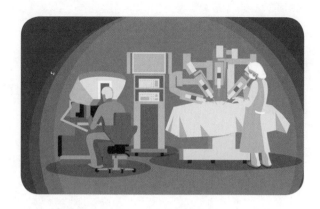

图（1）　达芬奇机器人

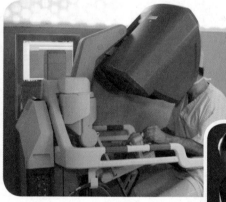

图（2）　医生操作台

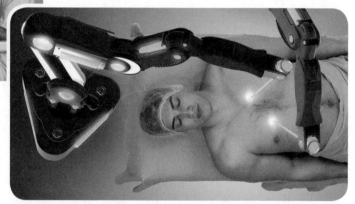

图（3）　患者端机器人

（2）器械：这是达芬奇机器人的器械，使用时插入患者端的机器人上！

机械臂是达芬奇的核心部件，按照功能不同，可分为：针持、抓钳、剪刀……应有尽有，并且不同臂之间的位置可以互换。每条臂都有多个小关节，可以完成许多在腹腔镜下无法完成的操作姿势。

（3）优势：围观过几次达芬奇手术之后，笔者也从旁观者角度以及青大附院泌尿外科牛海涛教授主刀时诉说的主观感受来总结几条它最牛的特点：

1）视野好。拥有1080p分辨率外加立体视觉，分分钟完爆我们看的2D屏幕，还能自己鼓捣镜头位置，避免了普通腹腔镜手扶镜子的老师因为心情郁闷而开小差的情况。裸眼3D视觉逼真度高，通过控制台看到的场景和肉眼直视基本没有差异。

2）灵活的机械臂。可以多方向任意角度扭动的机械臂，有些腔镜下比较别扭的姿势也可以方便地做出，这方面可以说远胜传统腔镜操作下器械的灵活度了。另外，达芬奇机器人对于主控制台和器械间的延迟处理得很好，在操作时基本感受不到延迟。

3）医生体验。传统腔镜手术，医生在几个小时高强度的操作后，其实是很累的。腰酸背痛不说，有时手也不免打颤。而使用达芬奇机器人手术，咱们的主刀医生是坐着的，这就完美避免了以上情况。既然腰不酸腿不胀了，那么心情也好了，手术也轻松地做下来了。